AF328105

CONTRIBUTION

A L'ÉTUDE

DES PLEURÉSIES

AU COURS DES AFFECTIONS CARDIAQUES

PAR

Le docteur Georges FORGEOT

PARIS

ALPHONSE DERENNE

C. LEBAS, Successeur

52, Boulevard Saint-Michel, 52

1885

CONTRIBUTION

A L'ÉTUDE

DES PLEURÉSIES

AU COURS DES AFFECTIONS CARDIAQUES

PAR

Le docteur Georges **FORGEOT**

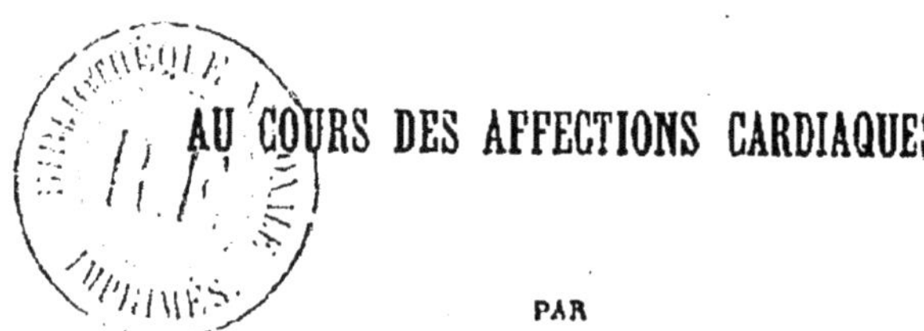

PARIS

ALPHONSE DERENNE

C. LEBAS, Successeur

52, Boulevard Saint-Michel, 52

1885

A LA MÉMOIRE DE MON PÈRE

A MA MÈRE

A MES PARENTS

A MES AMIS

A MON ONCLE

M. LOUIS CAILLETET
Membre de l'Institut

DES PLEURÉSIES

au cours des affections cardiaques

———

INTRODUCTION

Il y a quelques mois, nous voyions à la Charité, dans le service de M. le professeur Hardy, deux cas de pleurésie survenant au cours d'une affection du cœur, et nous assistions, aussitôt après, à l'instructive clinique que ce distingué professeur fit sur ce sujet.

M. Hardy nous montrait combien sont fréquentes sur ce point les erreurs de diagnostic. Beaucoup de médecins, en effet, pour peu qu'ils aient reconnu, chez un cardiaque, un épanchement dans les plèvres, n'hésitent pas à diagnostiquer un hydrothorax. Pour eux, dans les maladies du cœur, l'hydrothorax est seul en scène et la pleurésie est reléguée au dernier rang ; l'hydrothorax étant la règle, la pleurésie l'exception. C'est là une grave erreur.

La pleurésie est si peu rare dans les affections cardiaques que l'on pourrait, jusqu'à un certain point, intervertir la proposition précédente et dire : chez les cardiaques, dans le cas d'épanchement des plèvres, la pleurésie est la règle et l'hydrothorax l'exception.

Il nous a semblé intéressant de rechercher, dans notre thèse inaugurale, les différentes circonstances dans lesquelles se produisent ces pleurésies relativement fréquentes, et les conditions de leur développement.

Ce sujet qui va faire l'objet de notre modeste travail, n'a pas pour lui le mérite de la nouveauté. Presque tous les auteurs qui ont écrit sur les maladies du cœur, se sont occupés de leur influence sur les poumons, mais un plus petit nombre a examiné les inflammations de la plèvre.

Nous n'apportons pas de faits nouveaux et nous n'avons pas la prétention de trancher les difficultés encore pendantes ; mais nous avons cru qu'il y aurait quelque intérêt à réunir et à comparer les documents épars.

Il nous reste à remercier notre compatriote le docteur A. Siredey, chef de Clinique de la faculté, et à lui témoigner notre reconnaissance pour la bienveillance avec laquelle il nous a guidé dans notre travail en nous aidant de ses sages autant que savants conseils.

HISTORIQUE

Après avoir parcouru consciencieusement la plupart des ouvrages recommandables, écrits sur les maladies du cœur ou de la plèvre, nous avons été étonné de ne trouver que de très rares renseignements sur la pleurésie chez les cardiaques.

Tous les traités, il est vrai, depuis le plus petit manuel jusqu'aux articles les plus étendus, parlent d'une part des : hydropisies, œdème des membres, ascite, hydrothorax, etc., d'autre part, des complications pulmonaires, telles que : congestion, pneumonie, infarctus, etc., mais nous n'y trouvons que très rarement notée la pleurésie. C'est surtout lorsqu'il s'agit de pleurésie indépendante, au moins au point de vue clinique, de complications autres que la congestion habituelle des poumons, que nous sommes surpris de ne trouver pour ainsi dire rien.

Seuls quelques auteurs ont mentionné la pleurésie, mais ils n'ont fait que la signaler sans s'étendre le moindrement sur cet intéressant chapitre, et bien faibles sont les renseignements que nous pouvons leur emprunter.

Bouillaud (1) parle des complications pulmonaires chez les cardiaques et nous trouvons dans son remarquable livre d'intéressantes observations de pneumonies et de pleuro-pneumonies, ces dernières au nombre de plus de 10. Mais nous ne voyons rien concernant la pleurésie seule, et

1. Bouillaud. *Traité des maladies du cœur.* Tome II.

cependant dans les observations qui abondent dans ce traité, nous trouvons un cas de pleurésie franche que nous reproduisons plus loin.

Grisolle (1) touche de plus près le sujet et dit : « La « pleurésie se déclare souvent comme maladie secondaire « dans le cours de diverses affections ; ainsi, elle vient « compliquer surtout, parmi les affections aiguës, la « pneumonie, la péritonite puerpérale, les résorptions pu- « rulentes, le rhumatisme articulaire fébrile et la pleuro- « dynie. Pour les maladies chroniques on la rencontre « spécialement dans la phthisie pulmonaire, dans l'albu- « minurie et les affections organiques du cœur. »

Peter (2) dit que la pleurésie complique plus souvent l'endo-péricardite (31 sur 63) que l'endocardite simple (26 sur 108). Nous lui empruntons une observation de pleu- résie chez une femme cardiaque et enceinte.

Nous ne voulons pas passer en revue tous les auteurs que nous avons consultés. Disons seulement que nous avons parcouru sans profit pour notre thèse les ouvrages de Gendrin (3), Trousseau (4), Woillez (5), G. Sée (6), Friedreich (7), Parrot (8), Raynaud (9).

Nous y avons bien trouvé quelques considérations inté-

1. Grisolle. *Pathologie interne. Art. Pleurésie.*
2. Peter. — *Traité des maladies du cœur.*
3. Gendrin. — *Traité des maladies du cœur.*
4. Trousseau. — *Cliniques médicales de l'Hôtel-Dieu.*
5. Woillez. — *Maladies aiguës des voies respiratoires.*
6. G. Sée. — *Traité des maladies du cœur.*
7. Friedreich. — *Traité des maladies du cœur.*
8. Parrot. — Art. *Cœur.* Dict. de Dechambre.
9. Raynaud. — Art. *Cœur.* Dict. de Jaccoud.

ressantes se rattachant de loin à notre sujet, mais nous n'y avons rencontré aucun passage ayant trait immédiatement aux pleurésies que nous étudions.

Les auteurs suivants sont moins silencieux. Dès 1869, M. le professeur Vulpian (1) parlait des pleurésies limitées qu'on observe au niveau des infarctus sous-pleuraux.

Quelques années plus tard, M. Duguet (2), dans son remarquable travail sur l'apoplexie pulmonaire, examinait avec soin les pleurésies qui accompagnent si souvent les infarctus. Quand nous étudierons cette forme de pleurésie, nous reproduirons plusieurs passages de ce distingué clinicien. Nous nous exposerions donc à des redites en les plaçant ici.

Barthélemy (3) dit que dans les maladies du cœur, les altérations pulmonaires siègent le plus souvent aux bases et qu'elles sont fréquemment accompagnées d'inflammation des plèvres avec épanchement. Il ne précise pas davantage ce qu'il entend par altérations pulmonaires. Mais plus loin nous y voyons signalée la pneumonie avec pleurésie consécutive.

D'après Fernet et d'Heilly (4), on trouve parfois dans les maladies du cœur une espèce de pleurésie bâtarde, voisine, disent-ils, de l'hydrothorax. Ils mentionnent aussi la pleurésie qui survient à la suite des infarctus pulmonaires. Laveran et Teissier (5) écrivent : « La pleurésie

1. Vulpian. — Cours de la Faculté, 1869.
2. Duguet. — Thèse d'agrégation, 1872.
3. Barthélemy. — *Mécanisme des complications pulmonaires dans les maladies du cœur.* Thèse, 1869.
4. Fernet et d'Heilly. — Art. *Pleurésie.* Dict. de Jaccoud.
5. Laveran et Teissier. — *Pathologie interne,* page 977.

aiguë secondaire peut se développer dans le cours d'une maladie générale, scarlatine, mal de Bright, etc., et dans les maladies du cœur. » Malgré les quelques données précédentes, il faut en réalité arriver jusqu'à l'article de M. Bucquoy (1) pour trouver des renseignements exacts et étendus sur la question. Nous aurons fréquemment recours à ce mémoire dans le courant de ce travail, et nous lui ferons de nombreux emprunts. Il contient, en effet, une partie des faits que nous tenons à mettre en lumière.

D'où provient donc, en réalité, le peu d'importance que la plupart des auteurs ont attaché à la pleurésie des cardiaques, ou plutôt d'où vient ce manque de renseignements ? Partageant l'avis de M. Bucquoy, nous pensons que cela tient en grande partie au diagnostic erroné, diagnostic, il est vrai, assez délicat et sur lequel les médecins n'appellent pas assez l'attention.

En effet, si parfois on peut prendre pour une pleurésie, un hydrothorax enkysté chez un malade atteint auparavant de pleurésie avec adhérences, et devenu cardiaque dans la suite, la faute inverse de diagnostic est bien de beaucoup la plus fréquente. Le nombre des pleurésies prises pour des hydrothorax est, croyons-nous, très grand, et rien n'est plus commun que de trouver à l'autopsie des fausses membranes dans des épanchements diagnostiqués hydrothorax, alors qu'on ne devrait trouver qu'une sorte de lixiviation de la plèvre. C'est que, le plus souvent, la pleurésie chez les cardiaques ne commence pas franchement. Ce n'est pas une maladie à grand orchestre et les débuts n'attirent pas l'attention, aussi passent-ils inaperçus pour

1. *Pleurésie chez les cardiaques* (*France médicale*), nov. 1882.

les cliniciens qui ne sont pas très méthodiques et précis.

Nous savons bien que les caractères distinctifs des deux affections sont toujours là ; la pleurésie, disent tous les traités, est presque toujours unilatérale, l'hydrothorax, sauf quelques exceptions absolument rares, existe des deux côtés de la poitrine ; dans la pleurésie, il y a fièvre et frissons, rien de tout cela dans l'hydrothorax ; le liquide de la pleurésie est à niveau à peu près stable, celui de l'hydrothorax se déplace en même temps que le malade et obéit aux lois de la pesanteur. Mais malgré ces éléments de diagnostic les erreurs se commettent fréquemment. On reconnaît dans un côté de la poitrine une matité assez étendue avec diminution des vibrations thoraciques, de l'autre côté existe un peu de submatité, mais on ne trouve ni point de côté ni frissons, et le thermomètre, consulté à l'instant même, n'indique aucune réaction fébrile. Alors vu l'œdème des membres inférieurs et l'état général du malade, on dit : hydrothorax. Il est vrai que si chaque jour on avait eu soin de prendre la température, on se serait aperçu d'une élévation à la suite de laquelle les signes d'épanchement thoracique firent leur apparition. Mais, cet état fébrile dure peu et le jour où on découvre l'épanchement des plèvres, il a disparu.

Il existe cependant un excellent moyen de diagnostic qui pèche, il est vrai, par cela même qu'il n'est qu'exceptionnellement praticable, mais qu'on ne devrait jamais négliger lorsqu'il est possible. Je veux parler de l'examen physique et chimique du liquide. Le liquide de l'hydrothorax diffère, en effet, par bien des points de celui de la pleurésie.

M. Méhu (1) nous donne d'utiles renseignements à ce sujet. Le liquide de la pleurésie, dit-il, a tous les caractères du plasma sanguin et n'en diffère que par sa pauvreté relative en matières solides et sa plus forte proportion d'eau. Quand, à 15° c., le liquide a une densité inférieure à 1005, il provient d'un hydrothorax ; si la densité est au-dessus de 1018, il s'agit d'une pleurésie.

Lemoine (2), après avoir fait un assez grand nombre d'analyses de sérosités pleurales, est arrivé à peu près au même résultat. D'après lui, un liquide dont la densité est supérieure à 1019, appartient à une pleurésie franche ; un liquide de densité inférieure à 1015 est symptomatique d'un hydrothorax.

Le poids des résidus des matériaux solides peut aussi donner d'utiles renseignements, ce poids étant plus considérable dans les pleurésies que dans les hydrothorax. Mais en dehors de la densité du liquide et de sa richesse en matériaux solides, il y a autre chose à considérer. Abandonné à lui-même après la thoracentèse, le liquide pleurétique se prend en masse. Quel est donc l'agent de cette coagulation ? C'est la fibrine. Qu'il y en ait 1 gr. 273 par litre au maximum, comme le veut M. Méhu, que la moyenne soit de 0 gr. 45, comme le prétend Lemoine, peu nous importe. Ainsi que le fait justement remarquer M. Bucquoy, point de fibrine sans inflammation préalable. Or, toutes les fois qu'on trouvera de la fibrine en si petite quantité qu'elle

1. Méhu. *Étude sur les liquides épanchés dans la plèvre. Archives de médecine*, 1872 et 74.

2. Lemoine. *Thoracentèse dans le traitement de la pleurésie.* Thèse de doct., 1876.

soit, on peut être certain d'avoir affaire à une pleurésie, le liquide de l'hydrothorax en étant absolument dépourvu.

M. Méhu dit cependant avoir trouvé de la fibrine dans des liquides lui parvenant sous la rubrique d'hydrothorax. « La faute n'en est certes pas au savant chimiste, n'hésite « pas à dire M. Bucquoy, mais à ceux qui lui ont donné « à analyser, avec l'étiquette de liquide provenant d'hy- « drothorax, de la sérosité reconnaissant une origine in- « flammatoire, en réalité du liquide pleurétique. »

Nouvelle preuve à l'appui de la confusion si fréquente des deux affections.

DIVISION DU SUJET

En envisageant en bloc les pleurésies qui peuvent survenir au cours d'une affection cardiaque, nous en voyons de prime abord deux espèces distinctes.

Dans un premier groupe, nous trouvons toutes les pleurésies qui viennent compliquer une affection du poumon, ayant elle-même pour origine la maladie primitive du cœur. C'est à ce genre d'inflammations pleurales que nous donnerons le nom de pleurésies secondaires, et qui, en réalité, sont doublement secondaires. Ces pleurésies doivent elles-mêmes être subdivisées, comme nous le verrons plus loin, en plusieurs classes, correspondant chacune à la maladie du poumon qui leur a donné naissance.

Dans un second groupe, nous rencontrons les inflammations des plèvres survenant chez un cardiaque, mais sans complication sérieuse du côté du poumon. Nous les appellerons pleurésie primitives. On pourrait les appeler pleurésies primitives secondaires, les opposant ainsi aux pleurésies précédentes doublement secondaires. Celles-ci étant en quelque sorte les petites-filles des affections cardiaques, celles-là les filles.

C'est ce dernier genre de pleurésies indépendantes d'inflammation pulmonaire que nous étudierons plus spécialement, tenant à mettre en relief ses principales particularités.

En résumé, deux groupes distincts :

1° *Pleurésies secondaires.*

2° *Pleurésies primitives.*

PLEURÉSIES SECONDAIRES

Ces pleurésies sont les plus fréquentes. On les rencontre dans la plupart des affections du poumon qui occupent la périphérie ; la marche de ces lésions pulmonaires peut-être du reste aiguë, subaiguë ou chronique. Ce sont, croyons-nous, dans le plus grand nombre des cas des inflammations par contiguïté. Le travail inflammatoire se propagerait de proche en proche et passerait de la périphérie pulmonaire aux plèvres.

Nous allons étudier successivement les pleurésies qui accompagnent la pneumonie et la broncho-pneumonie, les infarctus pulmonaires et la gangrène, la congestion.

1° *Pneumonie*

La pleurésie qui accompagne si souvent la pneumonie est chose classique ; tous les auteurs l'ont mentionnée.

Woillez, dans son traité des maladies aiguës des voies respiratoires, dit qu'au point de vue anatomique la pleurésie doit être considérée comme constante dans le cours de la pneumonie aiguë.

Toutes les fois que la pneumonie frappe un lobe pulmonaire et que la périphérie du poumon est prise, la plèvre qui recouvre cette partie malade devient à son tour le siège d'un processus inflammatoire. Comme nous l'avons dit, cette inflammation consécutive se rencontre dans presque tous les cas, mais elle passe le plus souvent inaperçue car elle n'aboutit pas forcément à la formation de liquide ;

la pleurésie reste sèche, et bien faibles sont les signes qui nous permettent de la diagnostiquer. Le frottement seul pourrait nous renseigner, mais on sait la difficulté qu'il y a à différencier le frottement pleural du râle crépitant produit par la pneumonie, difficulté telle que, alors que les uns appellent ce bruit frottement, Trousseau lui donne le nom de râle crépitant de la pleurésie.

Trousseau (1) admettait, peut-être à juste titre, que lorsqu'il y a pleurésie, l'inflammation gagne le tissu sous-pleural et le parenchyme pulmonaire périphérique. Il se fait une petite pneumonie corticale. En somme, nous voyons bien la pneumonie produire de la pleurésie par inflammation de voisinage ; il nous semble donc très logique d'admettre que réciproquement, par le même processus morbide, une pleurésie franche puisse produire une pneumonie limitée.

Ce serait là la raison d'être de ce fameux bruit appelé frottement mais qui, en réalité, d'après Trousseau, ne serait autre que le râle crépitant de la petite pneumonie concomitante.

Enfin arriva Damoiseau (2) qui, pour concilier tout le monde appela ce bruit frottement-râle. Ainsi fut close la discussion.

Lorsque nous disions plus haut que la pleurésie reste sèche dans le plus grand nombre des cas, nous parlions au point de vue clinique. En effet, il est démontré que dans toute inflammation pleurale, quelle qu'elle soit, il se

1. Trousseau. *Cliniques médicales de l'Hôtel-Dieu.*
2. Damoiseau. *Recherches sur les épanchements pleurétiques.* Archives de médecine, 1843.

forme un exsudat et même une légère quantité de liquide, mais trop petite pour dévoiler son existence par aucun signe à l'extérieur.

La pleurésie, compliquant la pneumonie, est donc admise sans conteste.

Mais la pneumonie dans bien des cas est elle-même sous la dépendance d'une affection cardiaque. Nombre d'auteurs l'ont signalée : Gendrin, Bouillaud, Friedreich. Barthélemy, dans sa thèse sur les complications pulmonaires dans les maladies du cœur, cite en première ligne la pneumonie. Bucquoy la signale également.

Mais il ne s'agit pas là de la pneumonie franche, classique, à cycle si bien défini que l'on peut d'avance annoncer toutes les phases de la maladie.

Cette pneumonie que les récents travaux de M. Talamon tendent à faire rentrer dans les maladies à microbes, et que M. Germain Sée appelle pneumonie infectieuse, ne nous occupe pas ici. La pneumonie des cardiaques n'a rien d'une maladie générale ; c'est une maladie purement locale constituée par une inflammation bâtarde des poumons, tenant le milieu entre la congestion simple et la pneumonie franche. Cependant dans toutes les observations que nous avons lues, il y a fièvre, parfois peu intense il est vrai ; le point de côté existe dans la plupart des cas ; les crachats rouillés se montrent également, mais moins fréquemment.

Les affections du cœur semblent se compliquer assez souvent de pneumonie, car nous en trouvons de nombreux exemples, notamment dans Bouillaud.

Nous en rapportons ici deux observations empruntées à cet auteur.

Observation 1 (Résumée) (1)

Un potier, âgé de 35 ans, d'une assez bonne constitution, mais triste et mélancolique, fut admis à la Clinique le 10 juin 1834. Le 7 du même mois, il avait été pris d'une douleur de côté qui l'empêchait de respirer et de tousser, et de frissons suivis de fièvre.

Voici quel était son état le 10 et le 11. Face d'un jaune livide, abattue, triste. Peau chaude ; pouls fort, vibrant à 100 pulsations par minute ; 28 à 32 inspirations par minute.

La partie antérieure du côté droit de la poitrine rend un son clair ; cependant la respiration est obscure tirant vers la région externe. La partie postérieure résonne mal ; souffle et bronchophonie dans les fosses sus et sous-épineuses, respiration obscure, avec crépitement à la région inférieure.

Crachats visqueux, aérés, d'une belle teinte rouillée. Douleur vive dans le côté droit.

Les battements de cœur sont forts et très étendus. La matité de la région précordiale est de 132ᵐᵐ en travers et de 81ᵐᵐ verticalement.

Il existe un double bruit de souffle ou de frottement assez âpre dans la région précordiale ; toutefois ce phénomène est beaucoup plus marqué pendant la contraction ventriculaire que pendant la diastole. Le bruit est aussi plus sourd, plus âpre, plus étouffé vers la pointe du cœur que vers sa base, à peu près également distinct et dans la région des cavités droites et dans celles des cavités gauches. A 7 centimètres au dessus et un peu en dehors du mamelon, vient frapper la pointe du cœur, en soulevant fortement la région précordiale. La main appliquée dans les autres points de la région précordiale ne sent pas distinctement les battements du cœur.

Le malade dit n'éprouver aucune douleur dans le côté gauche.

Les battements des artères carotides et sous claviéres sont très forts,

1. Bouillaud, tome II p. 43.

étendus et accompagnés d'un gros bruit de soufflet et d'un frémissement vibratoire des plus distincts.

Diagnostic : Pleuro-pneumonie à droite, surtout au sommet. Endo-
péricardite.

Le malade est traité par les saignées, les sangsues et les ventouses
scarifiées. Il meurt le 29 juin.

A l'autopsie, on trouve un verre environ de sérosité sanguinolente
dans le côté gauche de la poitrine. Les lobes supérieur et moyen du
poumon droit sont adhérents en haut et en arrière et dans un état
d'hépatisation grise. La surface des déchirures de leur tissu offre un
aspect grenu et il en ruisselle par la pression un liquide tout à fait
purulent.

Le poumon gauche offre à sa partie postérieure un engouement plus
séreux que sanguin.

Rougeur très marquée des valvules aortiques et bicuspide et de la
surface interne de l'oreillette gauche ; épaississement, boursouflement
des valvules indiquées, avec concrétions comme pseudo-membra-
neuses.

OBSERVATION II (Résumée) (1).

L... Poitevin, 19 ans, couturière, a eu il y a 3 ans une pleuro-
pneumonie gauche. A son entrée, le 20 novembre 1832, la malade
se plaint de très fréquentes palpitations et d'une oppression continuelle
(28 inspirations par minute).

Le cœur est examiné avec soin et on diagnostique une induration des
valvules gauches avec rétrécissement d'un orifice et une hypertrophie
générale du cœur avec dilatation.

La malade est traitée sans grand succès par les saignées, les sangsues et l'hydriodate de potasse.

Le 20 janvier 1833, la malade se plaint d'une vive douleur dans
le côté droit, ce qui détermine à examiner la poitrine.

On constate un défaut de résonnance et du râle crépitant des deux

1. Bouillaud, tome II. Obs. CXVI, page 228.

côtés mais surtout à droite; on diagnostique une pleuro-pneumonie.

La malade meurt le même jour.

A l'autopsie, on trouve un demi-verre de sérosité dans le côté droit de la poitrine. Des fausses membranes minces, granulées, à demi organisées, quoique récentes, recouvrent le lobe inférieur du poumon droit. Au-dessous d'elles, existe une belle injection arborisée.

Le lobe qu'elles recouvrent est dans un état d'hépatisation rouge et grise; son tissu est grenu, facile à déchirer, gorgé de sang, de pus et de sérosité.

La partie inférieure du lobe du poumon gauche est en hépatisation grise.

Au cœur on trouve un rétrécissement de l'orifice auriculo-ventriculaire gauche.

Les deux lames de la valvule sont épaissies et transformées en un tissu fibro-cartilagineux.

L'orifice aortique est également rétréci.

La première de ces deux observations nous montre une pleuro-pneumonie venant compliquer une maladie aiguë du cœur. Il y a fièvre, point de côté et crachats rouillés, comme dans la pneumonie franche.

Dans la deuxième observation, il s'agit d'une pleuro-pneumonie se déclarant au cours d'une affection chronique du cœur. La malade avait déjà eu, il y a 3 ans, pareille complication, produite très probablement par la même cause. Chez cette femme le point de côté seul met sur la trace de la maladie. Il n'est mentionné ni fièvre, ni crachats rouillés.

Remarquons dans ces deux observations, d'une part la petite quantité de liquide épanché dans la plèvre, d'autre part, la gravité de cette complication qui enlève rapidement les deux malades.

En effet, dans toutes les observations de pleuro-pneumonie venant compliquer une lésion cardiaque, nous avons remarqué la gravité de cette affection. Dans les deux tiers des cas la mort survient ; et les malades meurent non pas de leur maladie de cœur, mais de la complication pleuro-pulmonaire elle-même.

2° *Broncho-pneumonie.*

La bronchite est très fréquente dans les maladies chroniques du cœur. Il est peu de cardiaques qui en soient exempts. Presque tous toussent, et lorsqu'on place l'oreille sur leur poitrine, on entend de gros râles de bronchite, râles muqueux sibilants, etc. Ils sont facilement reconnaissables des râles fins d'œdème pulmonaire qui se rencontrent aussi fort souvent et sur lesquels Gendrin a insisté tout particulièrement.

Tout bon cardiaque a donc de la bronchite chronique ; or sous l'influence du froid, auquel ces malades sont très impressionnables, ou pour une autre cause inconnue, la bronchite passe des grosses bronches aux petites et finalement devient bronchite capillaire, laquelle, à son tour, se complique, pour ainsi dire toujours, de broncho-pneumonie.

La broncho-pneumonie est disséminée par îlots, mais ces îlots se trouvent toujours en plus grand nombre vers les bases des poumons. Or, autour de ces lobules malades qui occupent la périphérie du poumon, la plèvre correspondante s'enflamme parfois par lésion de voisinage. Il se forme alors de petites pleurésies à épanchement peu considérable.

Ajoutons, du reste, que de toutes les complications des maladies du cœur du côté des poumons, la broncho-pneumonie est de beaucoup la moins fréquente, et la pleurésie à laquelle elle peut donner naissance est encore plus rare.

Aussi, ne ferons-nous que mentionner ces pleurésies, tout à fait exceptionnelles.

3° *Infarctus pulmonaires*

Bien que quelques auteurs, Haller et Corvisart entre autres, aient parlé de l'hémorrhagie du poumon, c'est en réalité à Laënnec que commence véritablement l'histoire des infarctus pulmonaires.

Nous ne reviendrons pas sur le mot d'apoplexie pulmonaire que leur donna cet éminent clinicien, mot qu'il détourna de son acception première et dont se servirent après lui, peut-être à tort, la plupart des auteurs.

Après lui vinrent les travaux de Gendrin sur les pneumo-hémorrhagies, Guéneau de Mussy (1) Vulpian et enfin la remarquable thèse d'agrégation de Duguet.

On sait que la cause, pour ainsi dire unique des infarctus pulmonaires, est l'affection cardiaque, le mot d'embolie pulmonaire étant presqu'exclusivement réservé pour désigner les caillots sanguins provenant de la grande circulation.

Nous allons étudier ici les pleurésies auxquelles donnent si souvent naissance ces infarctus du poumon.

M. Bucquoy, dans la *France médicale* de 1882, s'étonne de ne voir signalé nulle part ce genre de pleu-

1. Guéneau de Mussy. *Apoplexie pulmonaire.* Thèse de doctorat 1844.

résie. Il est vrai que les auteurs classiques sont assez muets sur la question. Cependant dès 1869 M. Vulpian, après avoir parlé de la fréquence de l'apoplexie pulmonaire chez les vieillards, examine ce que devient cet infarctus, et ajoute : « Nous venons de voir que l'inflammation se produit dans le foyer même de l'infarctus, « nous n'y reviendrons pas. Cette inflammation se borne « bien rarement au foyer lui-même. Elle gagne le tissu « voisin qui l'environne et ce qui le démontre, c'est la « production des néo-membranes ou en d'autres termes « d'une pleurésie limitée qu'on observe au niveau des « infarctus sous-pleuraux. »

Vers la même époque, M. Charcot insiste spécialement sur ces pleurésies.

Fernet et d'Heilly, Robert Moutard-Martin et Vermullen les signalent également. Enfin Duguet leur consacre une étude spéciale : « Quand les foyers d'infarctus sont « profonds, dit-il, la plèvre n'est nullement altérée ; mais « dès qu'ils apparaissent au-dessous d'elle, cette séreuse « subit certaines modifications. D'une manière habituelle « quand l'infarctus est superficiel, on voit se développer « assez rapidement une pleurésie partielle, limitée souvent « à l'étendue du foyer. C'est là une donnée extrêmement « importante, principalement chez les vieillards où la « pleurésie simple est si rare et chez lesquels on n'observe « guère que cette sorte de pleurésie symptomatique. Nous « avons plus d'une fois entendu M. Charcot insister sur « ce point. »

Comment donc se développent ces pleurésies, et quels sont les infarctus qui les produisent ?

Les infarctus superficiels sont les seuls qui soient accompagnés de pleurésie. Ajoutons, comme nous l'avons déjà mentionné, que les noyaux d'apoplexie pulmonaire se trouvent toujours en plus grand nombre à la périphérie des poumons et surtout aux bases. Ce fait a été observé par tous les auteurs : Grisolle et Guéneau de Mussy notent spécialement ce point. Vulpian, pendant ses sept années de service à l'hospice de la Salpêtrière, a observé chez les vieillards un très grand nombre d'infarctus et presque tous ces infarctus étaient sous-pleuraux. Maintenant quel est le mode de formation de pleurésies autour de ces îlots hémorrhagiques ? Sont-elles produites par une violente inflammation, succédant à l'invasion du lobule pulmonaire par le caillot sanguin ? ou bien y a-t-il dans l'infarctus quelque chose de spécial amenant l'inflammation successive de la plèvre ? Cette question n'est pas encore entièrement résolue, et pour la résoudre définitivement, il faudrait des observations plus nombreuses et des renseignements précis fournis par l'anatomie pathologique. Malheureusement les observations prises avec soin et exactitude sont assez rares et le microscope n'a pas dit encore son dernier mot sur ce sujet intéressant.

Toujours est-il, que dans l'état actuel de la science, on est porté à croire que bon nombre de ces pleurésies n'ont l'infarctus que comme cause secondaire ; leur développement serait dû aux pneumonies qui naissent si souvent au pourtour des noyaux hémorrhagiques.

Suivant Laënnec, le tissu pulmonaire serait sain autour des foyers apoplectiques. Cela est bien loin d'être exact et l'erreur de ce grand observateur est aujourd'hui reconnue par tous.

« De nombreux faits, dit Guéneau de Mussy, ont mon-
« tré dans le parenchyme pulmonaire des caractères évi-
« dents de congestion à différents degrés, depuis le simple
« engouement jusqu'à l'hépatisation. »

Pidoux signale les pneumonies chroniques consécutives aux apoplexies pulmonaires. D'après Gendrin, les hémor-rhagies du poumon sont le plus souvent suivies de pneu-monie circonscrite.

Duguet écrit : « Tous les auteurs paraissent d'accord sur
« un point, savoir : l'apparition de la pneumonie, à la
« suite de l'hémorrhagie du poumon. La pneumonie s'ob-
« serve, en effet, fréquemment autour des infarctus et son
« caractère est d'être, en général, interstitielle. »

Les crachats visqueux et parfois franchement rouillés que les malades expectorent souvent à la suite d'infarctus du poumon, semblent ne laisser aucun doute sur la ques-tion. Citons de plus une observation empruntée à la thèse de M. Duguet, observation qui nous donne les preuves palpables de ce que nous avançons.

Observation III (1)

B..., âgé de 73 ans, entre le 4 décembre 1867, mort le 31.

Malade depuis un certain temps, il entre avec tous les phénomènes qui se rattachent à une lésion mitrale ; œdème des membres inférieurs,

1. Duguet. *Apoplexie pulmonaire*. Thèse d'agrégation, 1872. Obs. II.

congestion œdémateuse des poumons, pouls petit, irrégulier, intermittent, souffle au premier temps et à la pointe.

Le 14. — Il est pris de vomissements, une pneumonie se déclare dans le côté gauche et amène la mort.

Autopsie. — Poumons emphysémateux ; dans le lobe inférieur du poumon gauche se voit, au centre d'un tissu hépatisé, rougeâtre, évidemment pneumonique, un noyau hémoptoïque d'un rouge noirâtre, presque du volume d'un œuf de poule. Il est conique, à base tournée vers la périphérie du poumon. A la coupe, il s'en écoule principalement un sang noirâtre, mélangé de détritus pulmonaires.

Cette observation nous paraît très concluante, car il nous semblerait puéril d'admettre que la formation de cette pneumonie, précisément autour du noyau apoplectique préexistant, puisse être attribuée au hasard.

Quelques auteurs ont signalé certains épanchements pleuraux produits par la violence même de l'infarctus pulmonaire.

En effet lorsque le foyer hémorrhagique est très considérable et se trouve sous-pleural, il peut se produire deux choses : ou le sang décolle la plèvre dans une étendue plus ou moins considérable, ou bien la plèvre est déchirée et le sang fait irruption dans la cavité des plèvres. Grisolle signale ces faits. Des cas de ce genre, ajoute-t-il, ont été observés par Corvisart, Latour, Andral, Gendrin etc.

Même dans les cas précédents, l'inflammation consécutive à l'hémorrhagie du poumon paraît jouer encore un rôle important. C'est du moins l'avis de Guénéau de Mussy qui dit : « J'ai trouvé plusieurs observations qui font mention de foyers hémorrhagiques superficiels ouverts dans « la cavité séreuse du poumon. L'épanchement pleural

« était alors plutôt une conséquence de voisinage que celle
« d'une violence extrême de l'infarctus. »

Ces faits sont du reste particulièrement rares, aussi ne
nous y arrêterons-nous pas plus longuement.

Nous allons maintenant rapporter plusieurs observations
de pleurésie venant compliquer des infarctus pulmonaires
et nous tâcherons d'en tirer quelques considérations intéressantes.

OBSERVATION IV (1).

(Hôtel-Dieu. — Service de M. Moissenet. Salle Sainte-Jeanne, n° 13).

Le nommé X..., 63 ans, maçon, est entré le 24 avril à l'hôpital. Il
n'a jamais été malade ; mais depuis quelque temps il éprouve de fortes palpitations avec gêne de la respiration. A l'auscultation du cœur,
on entend un bruit de souffle au premier temps et à la pointe, et dans
les poumons, quelques râles de bronchite ; pouls petit et régulier ; dans
les urines aucune trace d'albumine. Malgré le repos et le traitement
les accidents s'aggravent peu à peu. Toux et oppression devenant
plus fortes, pouls devenant à son tour irrégulier, intermittent ; enfin
œdème des jambes. Tous ces troubles augmentent plus ou moins jusqu'à la fin du mois de juillet.

2 août. — Oppression de plus en plus marquée ; face pâle, lèvres
cyanosées, jugulaires gonflées ; première attaque d'asystolie qui cède
dans l'espace de quelques jours à l'emploi de la digitale.

Le 3 et jours suivants. — Dyspnée un peu moindre, mais toux continuelle et râles dans les deux poumons. On peut constater en outre
une augmentation du foie et de l'albumine dans les urines.

Le 20. — Nouvelle attaque d'asystolie plus intense que la première ; aggravation de plus en plus marquée des phénomènes généraux.

1. Vermullen. *Des hémoptysies cardiaques*. Thèse 1875, page 34.

20 septembre. — Dyspnée violente; palpitations très vives; hémoptysie pour la première fois. Le malade rend du sang noirâtre et visqueux, ne dépassant pas en quantité un verre à liqueur. A l'auscultation du poumon, râles sous-crépitants. Aucun souffle, pas de matité.

Le 21, et pendant les 15 jours suivants, l'expectoration continue avec les mêmes caractères, variant plus ou moins en abondance.

Le 10 octobre. — L'hemoptysie a complètement disparu; mais l'état général est toujours grave.

Oppression très grande, œdème prononcé; ascite. Décubitus dorsal impossible. Pouls toujours petit et irrégulier.

8 novembre. — Nouvelle hémoptysie, peu abondante, crachats visqueux et noirâtres. Dans les poumons, râles sous-crépitants. A la base, au poumon droit matité; vibrations éteintes, aucun souffle.

Le 9 jusqu'au 28, l'hémoptysie continue tous les jours en variant plus ou moins ses caractères.

Le 28. — Le malade succombe en rendant une grande quantité de sang.

Autopsie. — Dans la plèvre droite liquide citrin peu abondant; poumon droit congestionné, œdémateux. A sa base et dans le lobe moyen, on trouve une dizaine de noyaux d'hémorrhagie les uns récents, les autres plus anciens, la plupart du volume d'une noisette un seul du volume d'un œuf de poule. Ils sont noirâtres; durs et situés en général à la périphérie. L'artère pulmonaire est obstruée dans quelques-unes de ses branches; celles-ci renferment un caillot fibrineux, grisâtre, plus ferme à la périphérie qu'au centre. Aucune plaque athéromateuse sur les parois de cette artère.

Poumon gauche, légèrement congestionné à sa partie inférieure, sans noyaux d'infiltration.

Du côté du cœur, oreillette gauche dilatée et un peu hypertrophiée; valvule mitrale épaissie et insuffisante. Oreillette et ventricule droits dilatés et épaissis; insuffisance tricuspide. Dans le ventricule et surtout dans l'oreillette et l'auricule du côté droit on trouve des caillots fibrineux, anciens, grisâtres, plus ou moins adhérents aux colonnes charnues.

Foie et reins cardiaques.

Observation V (1)

P., âgée de 37 ans, couturière, bien constituée, a eu autrefois une attaque de rhumatisme articulaire aigu. Depuis longtemps, elle éprouve de l'essoufflement dans la marche ; tout récemment, ses jambes se sont œdématiées ; enfin elle a été forcée de s'arrêter tout à fait. Elle était alitée depuis 15 jours lorsque le 29 octobre 1863, elle fut prise de crachements de sang qui se répétèrent les jours suivants. Admise à l'Hôtel-Dieu le 3 novembre, salle Saint-Antoine n° 27, service de la Clinique, cette femme est profondément affaiblie. Elle a le facies pâle, les lèvres violacées, le pouls petit et fréquent. Sa poitrine est remplie de râles qu'on sent en appliquant la main. De plus il existe en arrière le long de la colonne vertébrale et vers le tiers inférieur du poumon droit, de l'obscurité du son à la percussion et du souffle à l'auscultation. Légère douleur à la région précordiale, augmentation de la matité normale de cette région. Gonflement des veines du cou, bruits cardiaques sourds mais réguliers et assez nets. Ventre ballonné. Foie volumineux, gardes-robes régulières. (12 ventouses sèches matin et soir sur le thorax) ; limonade sulfurique : ext. de ratanhia ; mort le lendemain matin.

Autopsie. — Œdème prononcé des jambes et de la paroi abdominale ; sérosité jaunâtre et abondante dans la cavité péritonéale. Foie augmenté en volume. La plèvre droite contient une assez grande quantité d'un liquide séro-sanguinolent ; la plèvre gauche est intacte. Sur la face convexe du lobe inférieur du poumon droit, on aperçoit plusieurs noyaux d'apoplexie, ayant depuis le volume d'une noisette jusqu'à celui d'une noix. Le lobe moyen est sain, mais il existe une légère infiltration au sommet du lobe supérieur. Le poumon gauche ne présente qu'un seul noyau hémorrhagique dans son lobe inférieur, à peu de distance de la base. Une coupe fine de ce noyau, vue au microscope, laisse voir les alvéoles pulmonaires remplies de sang coagulé.

1. Vermullen. Obs. IV, page 23.

Les capillaires sont obstrués par des concrétions sanguines. L'artère pulmonaire dilatée est le siège de dépôts jaunâtres athéromateux, dans le plus grand nombre de ses branches et de leurs rameaux. De plus les branches artérielles correspondant aux noyaux d'apoplexie sont le siège de coagulums sanguins qui les obstruent à peu près complètement. Le cœur est chargé de graisse à sa base et sur le trajet des principaux vaisseaux. Le ventricule droit est à la fois hypertrophié et dilaté. Valvules tricuspides intactes. La cavité de l'oreillette gauche est doublée de volume ; l'endocarde qui la tapisse est parsemée de plaques légèrement saillantes. Vu de l'oreillette, l'orifice mitral a la forme d'une fente, ce qui le fait ressembler au museau de tanche ; il admet au plus l'extrémité du petit doigt. La valvule est épaissie, blanchâtre, indurée et de consistance cartilagineuse sur quelques points. Les tendons qui s'y insèrent sont rétractés, de sorte que les muscles arrivent jusqu'à son bord libre.

Le tissu musculaire du cœur est jaunâtre ; facile à déchirer ; valvules aortiques, saines.

Observation VI (1)

Hopital Beaujon, service de M. Moutard-Martin. Salle Sainte-Claire, n° 38.

La nommée X..., âgée de 47 ans, ayant eu il y a quelques années un rhumatisme articulaire, éprouve de temps en temps des palpitations depuis cette époque. Depuis quelques semaines, elles ont augmenté et il est survenu de l'enflure aux jambes.

10 février. — Oppression qui la force à rester assise sur son lit. Insomnie. Teinte cyanosée. Pouls fréquent, faible, irrégulier, inégal ; battements du cœur désordonnés. On ne distingue pas de souffle ; la pointe bat à quatre travers de doigt, au dessous et un peu en dehors du mamelon. Submatité aux deux bases des poumons ; râles sous-cré-

1. Vermullen. Obs. X page 39.

pitants, disséminés, vibrations thoraciques normales. Crachats spumeux aérés. On diagnostique une lésion mitrale,

11 février. — Même état général ; l'oppression persiste ; accès de dyspnée la nuit, quelques crachats sanguins presque noirs. Pouls toujours très petit et très fréquent (Digitale, oxymel scillitique).

12 février. — Il y a encore un peu d'hémoptysie ; les signes physiques restent à peu près les mêmes du côté du cœur et des poumons. Pouls à 108. (même traitement).

14 février. — Dyspnée augmente ; l'œdème des jambes est plus prononcé ; crachats noirs colorés.

15 février. — Face cyanosée, refroidissement des extrémités. Pouls insensible. Mort dans la journée.

Autopsie. — Liquide citrin dans les deux plèvres, *formé sans doute pendant l'agonie.* Poumons très congestionnés ; aux deux bases îlots noirâtres dus à l'apoplexie pulmonaire. Au sommet droit le parenchyme présente un foyer d'extravasation sanguine interstitielle de la grosseur d'une forte noix.

Rétrécissement mitral très prononcé ; cordages tendineux et valvules épaissies. Oreillette gauche très dilatée.

Ces trois observations, empruntées à la thèse de Vermullen, sont intéressantes par bien des points.

La première est un type classique et des infarctus pulmonaires et des pleurésies qui les compliquent. Ces crachats noirâtres, plus ou moins visqueux, parfois sanguinolents, expectorés en petite quantité, mais pendant longtemps, voilà bien des signes de la plus haute valeur pour diagnostiquer l'apoplexie pulmonaire. La distribution des noyaux d'hémorrhagie plus grande à la base du poumon droit, le parenchyme du poumon congestionné au pourtour des îlots hémorrhagiques, enfin la petite quantité de liquide contenue dans la plèvre droite, tout rentre dans la règle.

Dans la deuxième observation, l'épanchement plus considérable présente ceci de remarquable qu'il est séro-sanguinolent. C'est là un caractère qui ne semble pas très-rare dans le liquide de ces pleurésies, car nous en trouverons plus loin encore un exemple.

La troisième observation nous montre une pleurésie double, à épanchement probablement peu abondant, puisque le rédacteur de l'observation croit ce liquide formé pendant l'agonie.

Nous ne saurions partager sa manière de voir puisqu'aux deux bases se trouvent des ilots d'apoplexie pulmonaire avec congestion intense du poumon, ce qui pour nous suffit à expliquer la production de liquide.

Observation VII (1)

Pleurésie hémorrhagique simple et apoplexie pulmonaire droite. Insuffisance mitrale. Péricardite hémorrhagique (Marguerite. Obs. VIII)

R..., 55 ans, est souffrant depuis 8 jours, tousse et expectore des crachats rouillés. A l'entrée : anasarque, orthopnée, cyanose. Hypertrophie du cœur. Pouls petit, irrégulier. Le premier bruit du cœur est soufflé. Le lendemain, râles crépitants dans la moitié inférieure du poumon droit. Mort quatre jours après l'entrée.

Autopsie. — Un litre au moins de sérosité sanguinolente dans la plèvre droite, fausses membranes nombreuses, aréolaires, avec de petits points hémorrhagiques tapissant les deux feuillets de la plèvre ; poumon droit revenu sur lui-même, présentant à la partie antérieure et supérieure du lobe inférieur deux noyaux d'apoplexie pulmonaire ; points de pneumonie sans granulations avec friabilité du tissu autour de ces noyaux.

1. Robert Moutard-Martin. *Pleurésies hémorrhagiques.* Thèse, 1878. Obs. XVII, page III.

Péricardite hémorrhagique. Insuffisance mitrale. Hypertrophie du cœur. Foie muscade très congestionn[é]

Nous retrouvons dans cette observation le liquide séro-sanguinolent sur lequel nous avons déjà appelé l'attention.

Il existe également en quantité notable, comme dans le cas précédent. Ce liquide séro-sanguinolent provient probablement de petites hémorrhagies qui se sont faites sur les deux feuillets de la plèvre, ainsi que semblent le démontrer les points hémorrhagiques qu'on y découvre.

Signalons aussi, autour des noyaux d'apoplexie, des cercles de pneumonie. Cette fois, l'inflammation plus vive a passé de la congestion à la pneumonie vraie.

Observation VIII (1)

Affection organique du cœur gauche. Lésion mitrale. Thrombose des veines sous-clavière, axillaire, humérale. Infractus pulmonaires multiples.

Hôtel-Dieu. Salle Saint-Antoine, N° 11.

D..., atteinte autrefois de rhumatisme articulaire généralisé, vient à l'hôpital à cause d'étouffements et de palpitations qu'elle éprouve et qui, depuis plusieurs mois, ont été suivis d'enflure aux jambes. La respiration est très gênée, la figure cyanosée, les veines du cou, saillantes. L'œdème des jambes et l'ascite sont considérables.

Frémissement cataire énorme à la région précordiale ; pointe battant en dehors du mamelon ; bruit de souffle assez rude à son niveau, au premier temps. Battements irréguliers.

Dans les poumons, râles sous-crépitants nombreux sans souffle ; en arrière à droite, signes d'épanchement thoracique. Urine très albumineuse. Trois jours avant la mort, la malade se plaint de souffrir dans

1. Duguet. *De l'apoplexie pulmonaire.* Thèse d'agrégation, 1872. Obs. 5, page 44.

le bras gauche, principalement vers l'épaule et bientôt vient l'œdème de tout le membre supérieur avec cordon douloureux sur le trajet de la veine axillaire.

Autopsie. — 24 février 1868.

Thorax. — Épanchement séreux occupant le tiers de la cavité droite ; le bord inférieur du lobe inférieur contient en arrière un noyau d'infarctus. Le poumon gauche congestionné, œdémateux comme le droit, renferme également plusieurs noyaux d'infarctus assez durs, situés dans le lobe supérieur en avant et en dedans : noyaux plus petits dans le lobe inférieur.

Le péricarde contient trois verres environ de liquide citrin comme celui des plèvres.

Le tissu du cœur est mollasse et jaunâtre ; ventricule et oreillette du côté droit, dilatés, sans lésions des valvules. On trouve dans la veine sous-clavière et jusque dans l'humérale gauche, un caillot moniliforme d'un gris noirâtre non adhérent aux parois. Rien dans la veine cave inférieure et ses branches.

Le cœur gauche présente une lésion de l'orifice mitral très marquée ; rétrécissement et insuffisance par plaques ostéo-calcaires. Dans l'aorte quelques plaques athéromateuses commençantes.

L'artère pulmonaire offre également quelques plaques athéromateuses peu étendues ; plusieurs de ses divisions de troisième et de quatrième ordre, dans le poumon gauche renferment des caillots grisâtres, fermes, arrondis à leur extrémité cardiaque et arborescents. En suivant ces divisions, on les poursuit jusqu'aux infarctus ; en certains points ces caillots ont contracté une légère adhérence glutineuse, bien que les parois artérielles ne soient pas altérées à ce niveau, les caillots sont plus fermes à la périphérie qu'au centre.

Nous avons à signaler dans cette observation : la coïncidence d'un épanchement dans le péricarde, une quantité de liquide plus forte que de coutume dans ce genre de pleurésie, et enfin l'absence de crachats noirâtres malgré de nombreux noyaux d'infarctus dans le poumon.

Observation IX (1)

Sarlini (Gustave), âgé de 33 ans, cordonnier, entre à l'hôpital Cochin le 7 avril 1866. Cet homme, robuste autrefois, paraît profondément débilité ; il est venu à pied à la consultation de l'hôpital, mais il se soutient à peine, ses jambes tremblent, sa face est jaunâtre, terreuse, ses yeux excavés et ternes ; comme il n'a pas l'hébétude de la fièvre typhoïde, ce malade nous paraît à ce premier aspect, atteint d'une pneumonie grave adynamique. Il nous raconte qu'à la suite de violents chagrins il a contracté des habitudes d'ivrognerie et que depuis un an il a perdu l'appétit et a été souvent tourmenté par des idées de suicide. Il est gravement malade depuis 8 jours et est resté sans aucun soin dans sa maison.

Le soir même du jour de son entrée, ce malade est pris d'un délire gai qui a duré jusqu'à sa mort ; il dit qu'il est guéri, qu'il ne souffre plus et il chante. Voici le résultat de l'examen des signes physiques.

Sonorité de la poitrine un peu diminuée à droite, en avant et à gauche, en arrière. Murmure respiratoire embarrassé mêlé de quelques râles vibrants et sous-crépitants.

Retentissement normal du bourdonnement vocal.

Crachats visqueux, bruns rougeâtres mêlés de stries de sang pur.

Paralysie de la vessie.

Pouls battant 130 pulsations à la minute ; même état le lendemain. Pouls à 150.

Mort le 9 avril au soir.

Autopsie le 11. — Adhérences fibrineuses des deux poumons à la plèvre, plus nombreuses dans la plèvre gauche où il existe un épanchement pleurétique peu considérable (un verre de sérosité). La trachée et les bronches présentent une inflammation assez intense et sont

1. Lefeuvre. *Infarctus sicéraux*. Thèse, 1867, obs. 9, page 111.

remplies d'un mucus épais, abondant, jaunâtre, teinté de sang. Les poumons sont volumineux et s'affaissent à peine ; leur surface est marbrée de plaques brunes, lie de vin, recouvertes de pseudo-membranes flottantes. Ces plaques font saillie au-dessus de la surface pulmonaire et correspondent à des noyaux indurés du parenchyme du poumon.

Quelques-unes sont grisâtres, dures, avec une vive injection des vaisseaux périphériques ; d'autres enfin correspondent à des foyers fluctuants. La coupe du poumon fait apercevoir au milieu d'un tissu généralement congestionné de nombreuses masses variant pour la grosseur, du volume d'une noisette à celui d'une noix, et pour la consistance, du sang concret à la fluidité purulente.

Le poumon gauche contient une dizaine de ces masses morbides ; le poumon droit en présente un peu plus. Presque toutes font saillie à la surface de la plèvre. Cependant, il en existe qui sont développées dans la profondeur de l'organe ; elles sont plus nombreuses vers le sommet du poumon.

Ces altérations, très diverses par leur volume, leur consistance et leur couleur sont évidemment de même nature, mais d'âge différent. On peut les ranger sous les quatre types suivants :

1° Gros noyaux durs, bruns, tout à fait semblables à des foyers d'apoplexie capillaire (infarctus sanguins).

2° Foyers ramollis, contenant une bouillie couleur chocolat, entourée d'une espèce de fausse membrane.

3° Même altération présentant un magma grisâtre presque purulent au centre.

4° Collection ramollie, ressemblant tout à fait à du véritable pus, contenue dans un foyer tapissé aussi d'une fausse membrane. Ce dernier type était le plus ordinaire ; malheureusement on n'a pas examiné au microscope cette matière puriforme. Il n'existe pas de trace de granulations tuberculeuses dans le poumon ni dans les autres organes.

Le cœur est assez volumineux ; le péricarde n'est pas malade. On ne trouve rien de remarquable dans le cœur gauche, ni dans l'aorte. Le ventricule droit contient un caillot jaunâtre, semi-transparent, se

prolongeant un peu dans l'artère pulmonaire et dans l'oreillette droite.
Les valvules semi-lunaires de l'artère pulmonaire sont saines ; il n'en
est pas ainsi de la valvule tricuspide. Une des valves de celle-ci paraît
avoir été détruite, rongée en partie par une ulcération granuleuse qui
occupe son bord libre et l'a découpée en croissant à concavité inférieure. L'ulcère est recouvert de nombreuses granulations extrémement
fines, et quelques-uns des tendons de la valvule sont eux-mêmes cou-
verts de ces granulations jaunâtres ; enfin on observe sur la valvule
quelques plaques jaunes surtout dans le voisinage de l'ulcère ; l'une
d'elles est plus volumineuse et entourée d'une fine injection vasculaire
très nettement dessinée.

Le foie, la rate et les reins ne présentent aucune altération.

Les détails de cette autopsie, rédigés avec beaucoup de
soin, donnent à cette observation un intérêt tout spécial.
On y voit, en effet, les noyaux d'apoplexie pulmonaire à
leurs différentes phases et l'on peut suivre leurs transfor-
mations successives. Les fausses membranes de la plèvre,
recouvrant les infarctus périphériques, sont bien caractéris-
tiques ainsi que le petit épanchement pleurétique que l'on
trouve à gauche. A noter aussi l'état du cœur dont les
orifices gauches sont sains, tandis que la valvule tricuspide
est le siège d'altérations profondes. C'est là une exception.

Quelles conclusions pouvons-nous tirer de ces six observations ? Ce qui frappe en première ligne, c'est la terminaison fatale dans tous ces cas. A cela on peut répondre,
que très souvent l'autopsie seule permet de diagnostiquer
ces petites pleurésies consécutives aux infarctus pulmonaires. Dans les observations que nous reproduisons pas un
seul des malades n'est mort en réalité de la pleurésie,
elle-même ; ils ont tous succombé à la maladie du cœur,
et chez eux l'épanchement pleurétique n'a été qu'un épi-

sode au cours de la maladie générale, épisode qui ne semble pas avoir aggravé sensiblement l'état général.

Les infarctus du poumon ne se développent pas toujours à la péricde ultime des maladies du cœur. Il en est qui arrivent lorsque la maladie est encore peu avancée. Dans ces cas les pleurésies qui les suivent ne sont jamais très graves ; elles disparaissent assez rapidement en laissant après elles quelques adhérences ; elles ne deviennent qu'exceptionnellement des complications sérieuses.

Faisons remarquer que chez les six malades cités, cinq fois la maladie du cœur a porté sur l'orifice mitral, une fois la valvule tricuspide seule a été atteinte, dans un cas les valvules mitrale et tricuspide ont été l'une et l'autre frappées. Les infarctus du poumon se rencontrent donc surtout dans les maladies de l'orifice auriculo-ventriculaire gauche. Tous les auteurs sont du reste d'accord sur ce point. Le rétrécissement mitral paraît surtout devoir être incriminé.

4° Gangrène pulmonaire

La gangrène du poumon peut s'observer dans les maladies du cœur. Tout le monde sait avec quelle facilité les membres œdémateux des cardiaques se couvrent de plaques limitées de gangrène ; le moindre choc suffit souvent à les produire. Mais quoique le poumon soit très fréquemment le siége d'œdème, parfois très développé, et que la circulation s'y fasse avec grande difficulté, je ne sache pas qu'on ait observé jamais un fait de cette espèce, l'asphyxie amenant rapidement la mort du patient lorsque la circulation est tout-à-fait impossible. Aussi n'est-ce pas ce genre de gangrène que nous allons étudier. Il s'agit ici de la gangrène succédant aux infarctus du poumon. Nous ne saurions mieux faire que de citer un passage de M. Duguet : « La fonte gangréneuse de l'infractus'ou, « plus souvent peut-être, la gangrène du tissu qui l'en- « vironne, s'observe dans quelques circonstances. Long- « temps rejetée, cette gangrène est acceptée définitivement. « L'odeur extrêmement fétide qui s'exhale des foyers, est « la preuve de son existence. Guéneau de Mussy n'y voit « qu'une sorte de putréfaction qui aurait pour cause le « résultat du contact de l'air avec le sang altéré et les dé- « bris du poumon. Il est probable que l'infarctus joue, par « rapport au poumon, le rôle d'un corps étranger très ir- « ritant, et il est possible que la compression des vaisseaux « nourriciers du poumon par l'infarctus, soit directement « la cause de cette mortification. »

La fonte gangréneuse de l'infarctus doit donc être admise ; mais comment cet îlot gangréneux peut-il amener de la pleurésie ?

Très probablement, le parenchyme pulmonaire circon-voisin s'enflamme, il se fait là un travail d'élimination ayant pour but de rejeter le noyau gangréneux qui, ainsi que le fait remarquer Duguet, doit se comporter au milieu des tissus comme un corps étranger.

Le travail inflammatoire ne se borne pas au lobule pul-monaire, il s'étend de proche en proche, et si l'infarctus gangréné est périphérique, la plèvre s'enflamme à son tour, d'où production de pleurésie. Cette pleurésie est le plus habituellement très limitée, occupant seulement la surface de la plèvre, en contact immédiat avec le parenchyme pulmonaire enflammé. Parfois il n'y a qu'un exsudat fibrineux, quelques fausses membranes, souvent à odeur infecte. Quand il y a du liquide, il est rarement en grande quantité.

Leriche (1) dit : « Les lésions pleurales ne sont pas « toujours très étendues et c'est même un fait qui mérite « d'être noté, que cette tendance des altérations de la « plèvre à se limiter dans les cas de gangrène. Presque « toujours, il existe en quelques points des adhérences « protectrices qui emprisonnent l'épanchement. »

Le liquide qui se forme sous l'influence de ce voisinage de gangrène, est souvent altéré ; son odeur est alors fétide et repoussante. Ce fait avait déjà été observé par Laënnec (2) qui dit avoir observé chez un malade atteint de gangrène pulmonaire, une pleurésie à liquide infect et presque semblable au liquide des excavations quoiqu'il n'y ait certainement pas de communication.

Mais le liquide épanché n'a pas toujours une odeur et une qualité semblables. Il est même, dans quelques rares circonstances, tout-à-fait inodore.

« Etant donnée, la tendance des foyers gangréneux, dit « Leriche, à ulcérer les parties voisines et à s'ouvrir au « dehors, on pourrait croire qu'il est fréquent, lorsque le « parenchyme pulmonaire est mortifié, de voir la perfora- « tion de la plèvre se produire et déterminer un pneumo- « thorax et l'irruption de la matière putride dans les plè-

1. Leriche. *Pleurésies gangréneuses et pleurésies fétides.* Thèse, 1878.

2. Laënnec. *Pleurésies gangréneuses.* Tome II. 4ᵐᵉ édition.

« vres. Mais ces faits sont, en réalité, peu communs, et
« lorsqu'ils se produisent, c'est ordinairement à titre de
« complication ultime. »

Les pleurésies gangréneuses d'emblée sont très rares,
et bien qu'on en rencontre quelques observations, on sait
qu'aujourd'hui, pour la majorité des auteurs, pour M. Bucquoy (1) surtout, les épanchements de ce genre sont presque toujours, sinon constamment, consécutifs à une gangrène limitée du poumon. Pour donner naissance à une
pleurésie, cette gangrène limitée doit occuper la surface du
poumon. Or ce genre de gangrène appartient habituellement aux infarctus pulmonaires. Les maladies du cœur
doivent donc jouer un rôle plus important, qu'on est
tenté de le croire, dans la pathogénie des pleurésies gangréneuses.

Nous allons rapporter ici une autopsie empruntée à une
intéressante observation d'infarctus gangréneux accompagnés de pleurésie, publiée par M. Duguet.

Observation X (Résumée) (2)

Affection organique des deux cœurs, portant sur les deux orifices auriculo-
ventriculaires. Caillots fibrineux de l'oreillette droite ; aphasie ; gangrène
de la jambe gauche par embolies. Trombose des veines dans les membres inférieurs... Infarctus hémoptoïque et gangrène des poumons.

Hôtel-Dieu. Salle Saint-Antoine, 27.
Femme âgée de 30 ans, meurt au bout de dix jours de séjour à
l'hôpital.

1. Bucquoy. *Pleurésies gangréneuses. Union médicale*, tome I.
2. Duguet. Obs. IV.

Autopsie. Poumon. — A droite, traces de pleurésie récente. Au bord antérieur, trois infarctus d'un rouge grisâtre, cunéiformes, du volume d'une noisette ; sur le bord inférieur et en dehors, infarctus plus allongé et plus volumineux d'un rouge sombre. A côté de lui deux semblables, grisâtres. Entre ces deux derniers, tumeur arrondie, fluctuante, du volume d'un œuf de poule environ, faisant saillie à la périphérie du poumon et sonore à la percussion. En ce point les fausses membranes de la plèvre sont plus abondantes et plus épaisses.

En incisant, il s'en échappe une odeur fétide ; la cavité est déchiquetée, grisâtre, contenant une substance d'un gris blanchâtre, sanieuse, très fétide. En d'autres points du même lobe, plusieurs petits infarctus friables, d'un gris noirâtre, d'odeur également gangréneuse. Dans les branches artérielles qui se rendent à ces infarctus, existent des caillots non adhérents, d'un volume qui varie de celui d'une plume d'oie ou d'une plume de corbeau ; l'extrémité cardiaque est mousse, l'autre se continue avec des ramifications d'un rouge foncé. L'un de ces caillots, conduisant vers un infarctus gangrené, se termine nettement à ses deux extrémités qui sont arrondies et sans prolongement cruorique vers le centre de l'infarctus. Tous ces caillots d'un gris rougeâtre, sans adhérence avec les parois vasculaires, sont légèrement ramollis au centre.

Les pleurésies gangréneuses n'ont pas le caractère relativement bénin des pleurésies que nous avons étudiées dans le chapitre précédent. Le pronostic doit toujours être très grave, car outre que la pleurésie gangréneuse peut amener la mort à elle seule, on ne doit pas perdre de vue qu'il y a toujours possibilité de rupture de la plèvre ulcérée, auquel cas la mort est rapide et certaine.

En tout cas c'est toujours une grave complication des maladies du cœur. La guérison peut cependant s'effectuer dans certains cas. L'excavation gangréneuse se cicatrise peu à peu par un travail de réparation et la pleurésie disparaît à son tour, le liquide étant résorbé.

5° *Congestion pulmonaire*.

Après avoir fait une remarquable étude de la congestion pulmonaire, Woillez écrivait : « La congestion n'a pas « dans la pleurésie le rôle important qu'on lui a vu pren- « dre dans la bronchite et la pneumonie ; c'est là une dif- « férence fondamentale. »

A l'encontre de l'opinion de Woillez, il est aujourd'hui démontré par les travaux de M. Potain (1) et de son élève Serrand (2), qu'au contraire, la congestion pulmonaire joue un rôle très important dans les pleurésies. Rarement le poumon serait absolument indemne quand la plèvre est enflammée.

Nous ne nous occuperons pas du rôle de la congestion pulmonaire dans le diagnostic et le pronostic des pleurésies ; mais nous examinerons les rapports qui existent entre ces deux affections.

On a toujours considéré la congestion du poumon, associée à la pleurésie, comme une conséquence de cette dernière maladie. Est-ce bien ce qui arrive dans tous les cas ? Ce qu'on prend pour la cause, ne serait-il pas quelquefois l'effet de la congestion même ? Cette dernière hypothèse nous semble vraie, au moins dans certaines circonstances.

1. Potain. *Congestion pulmonaire et pleurésie avec épanchement.* (Congrès du Havre 1877).

2. Serrand. *Rapports de la congestion pulmonaire et de la pleurésie avec épanchement.* Thèse de doctorat 1878, Paris.

De jour en jour on tend à restreindre le nombre des inflammations idiopathiques. Dernièrement encore, M. Landouzy faisait à l'hôpital de la Charité une très intéressante clinique dans laquelle il cherchait à prouver que la plupart des pleurésies, dites à frigore, ne sont en réalité que des pleurésies tuberculeuses, liées à l'existence du bacille de Koch. Nous ne voulons pas nous attarder à discuter cette opinion qui, quoique probablement un peu exagérée, n'en semble pas moins très vraie dans nombre de cas, aujourd'hui surtout où on a tant d'exemples de guérison de lésions tuberculeuses.

Or il est reconnu que la congestion pulmonaire s'accompagne quelquefois de frottements pleuraux. D'autre part cette congestion que l'on rencontre, ainsi que nous l'avons vu plus haut, dans de nombreux cas de pleurésie avec épanchement, peut exister parfois avant qu'on puisse constater l'existence de liquide dans la plèvre ; elle semble constituer une des conditions préalables de l'exsudation séro-fibrineuse. C'est ce qui paraît ressortir d'une partie du travail de M. Homolle (1) sur les pleurésies.

Ne sommes-nous pas autorisé, d'après les considérations précédentes, à penser de notre côté que souvent c'est la congestion qui amène la pleurésie et non la pleurésie, la congestion ?

L'observation suivante prouve suffisamment la vérité de ce que nous avançons.

1. Homolle. *Des pleurésies et de leur traitement. Revue des sciences médicales.* Tome XV.

Observation XI (1) (Résumée)

Stefaanini, Antoine, âgé de 30 ans, entre dans le service de M. Potain, hôpital Necker, salle Saint-Luc, lit n° 5, le 13 mars 1877.

Bonne santé antérieure.

Le 9 mars. — Courbature, mal de gorge sans cause connue, pas de rhume.

10 mars. — Amélioration.

11. — Malaise général, perte d'appétit, fièvre avec grand sentiment de chaleur, pas de frisson, pas de vomissement. Douleur non circonscrite dans la région dorsale et dans la région mammaire, exagérée par la pression sur une petite surface.

Le 13. — A son entrée, Soir P. 112. T. 39°5.

14 matin. — P. 90. R. 32. Nuit mauvaise, gêne respiratoire. Point de côté siégeant du 8me au 9me espace intercostal droit. En dehors, la douleur est exaspérée par les fortes inspirations et la toux.

Toux fréquente. Crachats abondants, solution de gomme, peu aérés, formant une nappe au fond du crachoir.

Examen de la poitrine. — A droite, en avant, légère diminution de sonorité, faiblesse du murmure vésiculaire et quelques râles sibilants.

En arrière, submatité dans la fosse sous-épineuse, surtout depuis l'angle inférieur de l'omoplate jusqu'en bas.

Respiration très faible, quelques râles sibilants.

Pas de souffle. Pas de bronchophonie ni d'égophonie. Vibrations thoraciques normales.

A gauche, sonorité et respiration normales.

Mensuration thoracique, 48 cent. à droite, 48 cent. à gauche, périmètre général 96 cent.

Bruits du cœur normaux ; le foie ne déborde pas.

1. Serrand. *Rapports de la congestion pulmonaire et de la pleurésie avec épanchement,* thèse de doct. 1878.

Ventre dur, langue blanche, humide. Conjonctives un peu jaunâtres. Urines colorées et limpides.

Diagnostic. — Congestion pulmonaire droite et état bilieux.

Traitement. — Ventouses scarifiées. Vomitif.

. . . .

Le 16 matin. — P. 84. T. 39°. Nuit sans sommeil.

Examen de la poitrine. — A droite en arrière, matité absolue en bas. Submatité au-dessus.

La respiration qui s'entendait encore assez bien la veille à la base droite, est nulle en ce point.

Inspiration rude avec expiration faible et soufflante à la partie supérieure. Aucun râle. Broncho-égophonie au quart inférieur. Vibrations thoraciques à peine perceptibles à la base et seulement atténuées plus haut.

Mensuration thoracique. — 48 cent à droite, 46 cent. à gauche ; périmètre général 94 cent.

Bruits du cœur normaux. Langue sale.

Diagnostic. — La congestion pulmonaire persiste à droite et le malade fait de l'épanchement du même côté.

17. Matin. — P. 100. T. 38°,8. A droite : matité dans toute la hauteur du poumon : quelques râles sibilants.

Vibrations atténuées.

. . . .

21. Matin. — T. 37°,8. Même matité. Egophonie au tiers inférieur.

. . . .

24. Matin. — P. 72, T. 37°. A droite : matité moins complète. Respiration faible. Léger souffle à l'angle inférieur de l'omoplate. Râles de déplissement cortical. Vibrations thoraciques mieux perceptibles.

. . . .

27. Matin. — Sonorité presque complète. Respiration beaucoup meilleure. Expiration faible, soufflante et bronchophonie légère au niveau de l'épine de l'omoplate. Vibrations à peine affaiblies.

Le 7 avril. — Sonorité normale. Respiration normale. Vibrations thoraciques égales.

Guérison complète.

Ainsi donc, plus de doute, la congestion du poumon peut amener de la pleurésie. Mais quelle est la maladie par excellence qui produit de la congestion pulmonaire? Sans contredit, les affections du cœur. A cela on pourrait répondre que la congestion des maladies du cœur est une congestion passive et que s'il est prouvé que la congestion active puisse amener de la pleurésie, il n'en est pas de même de la congestion passive. C'est vrai, mais il ne semble pas y avoir en clinique une différence d'action bien manifeste. C'est du reste une question que nous nous réservons de traiter dans le chapitre suivant sur les pleurésies, dites primitives, dans les maladies du cœur.

PLEURÉSIES PRIMITIVES

Nous voici arrivé à l'étude des pleurésies que nous avons appelées primitives. Ces pleurésies ont peu attiré l'attention. On n'a presque rien écrit sur leur compte ; à part le travail de M. Bucquoy dans l'Union médicale et la récente clinique de M. le professeur Hardy, nous ne trouvons rien à citer.

Après avoir étudié les observations que nous avons pu réunir sur la question, nous croyons que ces pleurésies peuvent se rattacher à deux groupes. D'un côté les pleurésies rhumatismales vraies arrivant au cours d'une maladie du cœur; dans ces cas, la maladie du cœur et celle de la plèvre dépendent de la même diathèse. D'un autre côté, nous trouvons des épanchements qui semblent n'avoir aucun rapport avec le rhumatisme, tant pour l'absence de cette diathèse chez les sujets atteints que par la marche différente de la maladie. Dans ces cas, ce serait bien l'affection cardiaque qui aurait amené la pleurésie. Nous verrons plus loin quel mécanisme on peut invoquer pour expliquer la production de ces épanchements dans les plèvres. La grande majorité des maladies du cœur ayant pour cause le rhumatisme articulaire, il ne paraît pas étonnant de voir naître au cours d'une maladie du cœur, une pleurésie rhumatismale.

La pleurésie rhumatismale a été bien étudiée par Lasègue, qui en a donné une remarquable description. Ces pleurésies ont ordinairement une marche spéciale. L'épanchement est peu abondant, il passe avec facilité d'une plèvre à une autre et disparaît parfois avec une grande rapidité. Il a, en somme, un peu les caractères des manifestations rhumatismales. La fièvre est souvent assez vive.

Mais toutes les pleurésies rhumatismales n'ont pas la même marche. Il y en a qui s'écartent plus ou moins du type habituel. Ainsi parfois l'épanchement est abondant et se localise à un seul côté de la poitrine ; la maladie n'a pas la brusquerie d'allures signalée plus haut.

Le froid semble avoir une influence réelle sur la production de ces épanchements. Nous allons d'abord rapporter les observations que nous avons recueillies et nous les discuterons ensuite.

Observation XII. (résumée) (1).

Louise Beaujot, âgée de 23 ans, journalière, entre à l'hôpital Saint-Antoine, salle Sainte-Jeanne, n° 8, le 10 janvier 1878.

La malade est atteinte depuis sept ans, tous les hivers, de douleurs dans les jointures. Cette fois elle a été prise quatre jours avant son entrée à l'hôpital, de douleurs vives dans les genoux et d'une fièvre assez intense.

A la pointe du cœur, il y a un petit bruit de souffle systolique doux. Les bruits, à la pointe, présentent le rythme du galop.

Au onzième jour de la maladie, il se produit une pleurésie droite et le quatorzième jour apparaissent des frottements péricardiques dont le maximum se trouve au niveau de l'appendice xyphoïde.

Au dix-huitième jour les bruits péricardiques diminuent d'intensité, mais ils s'étendent, ce qui fait supposer que l'épanchement diminue.

En même temps apparaît à la pointe un souffle systolique en jet de vapeur, tenant probablement à une endocardite.

La plèvre droite est débarrassée ; la plèvre gauche s'est prise et il y a un épanchement moyen. — Au quarantième jour, convalescence.

Ici nous sommes en présence d'une pleurésie franchement rhumatismale. Le rhumatisme frappe à la fois les articulations, la plèvre, le péricarde et le cœur où il détermine une endocardite. La marche de cette pleurésie est absolument celle que nous avons indiquée plus haut. L'épanchement dure peu et passe de la plèvre droite à la plèvre gauche. Il est regrettable que la température n'ait pas été prise, car on aurait certainement constaté une élévation de température à chaque apparition de liquide dans

1. Constantin Paul. *Maladies du cœur*. Obs. 27, page 143.

— 50 —

les plèvres ; cette élévation disparaît d'ordinaire rapidement.
Enfin la quantité de liquide est peu considérable et la guérison arrive promptement.

OBSERVATION XIII (1)

Pleurésie hémorrhagique simple. Affection cardiaque. Alcoolisme.
Rhumatisme. Ponction ; guérison.
(Martineau. Mém. de la Soc. méd. des hôpitaux. 1874.

G... Suzanne, 60 ans, concierge, entrée à l'Hôtel-Dieu le 8 mai
1873. Réglée à 16 ans, menstruation toujours régulière. Ménopause
à 48 ans. A la suite de sa dernière couche (à l'âge de 35 ans), cette
femme eut une première attaque de rhumatisme articulaire généralisée.
Depuis lors, elle a eu plusieurs attaques successives, à intervalles plus
ou moins éloignés. La dernière attaque a eu lieu en octobre 1872. Depuis ce moment, les troubles cardiaques, tels que palpitations, essoufflement, dyspnée, œdème des jambes, augmentaient d'intensité, puis
diminuaient, sous l'influence d'un traitement qu'elle ne peut indiquer ;
mais comme cette femme est alcoolique, qu'elle s'enivre souvent, les
accidents ne tardèrent pas à se montrer de nouveau et depuis 8 jours
l'œdème occupe les membres inférieurs. La dyspnée est intense ; les
palpitations deviennent si fréquentes que la malade est obligée de cesser
son travail et d'entrer le 8 mai à l'Hôtel-Dieu.

Le 9. — M. Martineau constate l'existence d'une affection cardiaque antérieure, insuffisance et rétrécissement mitral avec bruit de souffle
à la pointe pendant le premier temps, se propageant vers l'aisselle ;
dédoublement du deuxième bruit du cœur, et parfois souffle couvrant
ce deuxième temps ; pouls irrégulier, intermittent. A la base, souffle
au premier temps avec renforcement dans l'artère carotide. Pas de double souffle crural. En même temps, il constate tous les phénomènes de
l'asystolie.

1. Robert Moutard-Martin. *Pleurésies hémorrhagiques*, thèse
1878. Obs. 19, page 112.

L'urine ne contient pas d'albumine.

Traitement. — Eau-de-vie allemande 30 grammes ; 3 pilules contenant chaque : ext. de scille 0,15, poudre de scille 0,05.

Le 10. — Selles nombreuses. Insomnie. Urine sédimenteuse. Dyspnée toujours intense. Même traitement.

Le 11. — Diarrhée profuse. Urine, 800 grammes. Asystolie moins prononcée. Râles sous-crépitants nombreux dans les deux poumons. Plèvres intactes.

Le 14. — Une fenêtre est restée ouverte toute la nuit près du lit de cette malade. Elle se plaint ce matin d'un point de côté très aigu, siégeant sous le mamelon gauche. Vibrations thoraciques conservées. Urine 800 grammes.

Le 15. — Pleurésie manifeste à gauche. Matité, souffle, égophonie, vibrations thoraciques affaiblies. Diarrhée toujours très abondante.

Le 17. — Même état, mais l'épanchement augmente. Gêne extrême de la respiration.

Thoracentèse avec l'appareil Potain. Issue de 800 gr. d'un liquide formé par du sang noir très fétide. Après la ponction, la respiration un peu rude s'entend jusqu'à la base du poumon. Les vibrations thoraciques sont bien perçues. Aucun accident ne survient dans la journée ni dans les jours suivants. L'épanchement ne s'est pas reproduit et la malade a quitté l'hôpital dans les premiers jours de juin, conservant son affection du cœur, mais la plèvre étant intacte.

OBSERVATION XIV (résumée) (1).

Jeune homme de 17 ans. Rhumatisme articulaire aigu. Endocardite. Pleurésie avec épanchement.

Un élève en pharmacie entre à la Clinique le 13 septembre 1831. Il était malade depuis le 8 du même mois à la suite d'alternatives de chaud et de froid.

1. Bouillaud. *Maladies du cœur.* Obs. CXL, page 414, tome II.

Rhumatismes articulaires frappant presque toutes les jointures. Pouls 108 ; le moindre mouvement est impossible.

Les bruits du cœur étaient marqués par une souffle très sourd. L'impulsion du cœur se fait sentir avec force.

Le 14 septembre. — Un bruit de soufflet très distinct accompagne les battements du cœur.

Diagnostic : Rhumatisme articulaire avec endocardite aiguë.

Le 16. — Le rhumatisme est presqu'entièrement passé. Le souffle du cœur se fait toujours entendre nettement.

Jusqu'au 4 octobre, il ne survient rien de nouveau. La fréquence du pouls persiste. Le malade ne se plaint d'aucune douleur dans la poitrine, ni d'oppression. Cependant la respiration étant évidemment accélérée (32 ou 36 inspirations par minute), Bouillaud explore la poitrine attentivement et reconnaît bientôt l'existence d'un épanchement dans le côté gauche : matité, souffle bronchique, égophonie des plus belles, absence de vibration des parois pectorales pendant que le malade parle.

Sous l'influence du traitement, l'épanchement diminue et la respiration perd de sa fréquence. Le bruit de soufflet du cœur persiste toujours ; le pouls redescend à 96.

Le malade quitte l'hôpital le 1er novembre dans l'état suivant : Bon appétit, sommeil tranquille ; la respiration est à 20 par minute. L'égophonie a complètement disparu ; la résonnance et le murmure vésiculaires sont revenus partout, si ce n'est dans le tiers inférieur.

Nous avons cru devoir ranger ces deux derniers cas de pleurésie dans les pleurésies rhumatismales, à cause de la diathèse rhumatismale très-accentuée des malades, quoiqu'elles soient loin d'en avoir tous les caractères.

Dans la première observation, l'influence du froid paraît bien manifeste ; le point de côté très douloureux nous montre qu'il s'agit là d'une pleurésie aiguë. Le liquide sanguin qu'on retire par la thoracentèse est un fait rare et curieux :

la présence de ce sang dans le liquide n'empêche pas la guérison de se faire rapidement.

Dans la deuxième observation, la pleurésie passe inaperçue pendant assez longtemps et ce n'est que l'oppression persistante qui pousse Bouillaud à examiner la poitrine.

Il est probable qu'il y avait eu de la fièvre lors de l'apparition de cette pleurésie, mais elle n'avait pas été assez forte pour attirer l'attention. Sous l'influence d'un traitement approprié, l'épanchement disparaît facilement et ne se renouvelle pas.

Observation XV (Résumée) (1).

Rhumatisme articulaire aigu. Lésion cardiaque ancienne. Pleurésie double. Ponctions, pointes de feu. Mort.

La nommée Ch..., 39 ans, femme de ménage, entre le 1er octobre, à l'hôpital Tenon, salle Cruveilhier, lit n° 9.

Antécédents : première attaque de rhumatisme articulaire aigu, il y a 8 ans, qui a duré 3 mois ; à ce moment, complications cardiaques.

Malade depuis six jours. Douleurs très vives et gonflement des genoux, des cous-de-pied, des poignets, des coudes et des épaules. Fièvre 39°.

Sueurs abondantes. Insomnie.

Au cœur, lésion ancienne ; roulement présystolique à la pointe, souffle au premier temps et à la pointe, indices d'un rétrécissement et d'une insuffisance de l'orifice mitral.

Inappétence. Langue blanche, mais humide.

Rien d'anormal dans les urines.

5 gr. de salicylate de soude.

5 octobre. — Même traitement jusqu'à aujourd'hui.

1. Gourrichon. *Traitement de la pleurésie*. Thèse de doctorat 1884. Obs. XVI, page 58.

Les douleurs ont un peu diminué, mais l'attention est appelée du côté de la poitrine par une dyspnée assez vive. Submatité dans la moitié inférieure des deux poumons en arrière ; souffle pleurétique, égophonie, pectoriloquie aphone des deux côtés ; vibrations thoraciques très diminuées du côté gauche, presque complètement abolies du côté droit. Pas de déplacement du cœur.

7 octobre. — La malade a eu beaucoup de dyspnée toute la nuit ; en arrière et à gauche, matité dans la moitié inférieure du poumon, souffle, égophonie, pectoriloquie aphone ; à droite, mêmes signes. Pas de skodisme sous-claviculaire. Le cœur est légèrement refoulé du côté du sternum.

On pratique la thoracentèse.

Ponctions successives. Application de pointes de feu.

La malade meurt le 30 octobre.

Autopsie. — On trouve environ un litre et demi de liquide citrin à droite et un litre à gauche. Les deux plèvres sont un peu épaissies, mais ne sont pas enflammées.

Les poumons sont encore légèrement congestionnés aux deux bases.

Au cœur on constate le rétrécissement de l'orifice mitral et l'insuffisance de la valvule mitrale. Reins congestionnés.

OBSERVATION XVI

Recueillie dans le service de M. le professeur Hardy à la Charité

La nommée Pontoise, âgée de 73 ans, ménagère, entre le 21 novembre 1884, salle Ste-Anne n° 3.

Père mort de pleurésie à 70 ans.

Mère morte d'une fluxion de poitrine.

La malade nous raconte qu'à part la rougeole, étant enfant, et quelques indispositions de courte durée, elle n'a jamais été obligée de garder le lit.

Pas de rhumatisme articulaire aigu, intense, quelques mouvements fluxionnaires du côté des jointures qui ne duraient pas et ne furent jamais accompagnés de fièvre.

Réglée à 15 ans; depuis ce moment presque tous les mois elle avait des migraines très fortes.

Eut douze enfants. Tous sont morts. 9 en bas âge, 3 après avoir passé 30 ans. Sur ces trois enfants, deux semblent avoir succombé à une affection de poitrine, à ce que la malade désigne sous le nom de bronchite chronique.

Il y a trois ans environ que notre malade, qui nous dit-elle, n'avait jamais été essoufflée ni n'avait jamais eu de palpitations, ressenti une certaine gêne à vaquer à ses travaux ordinaires.

Cette gêne alla en augmentant, mais avec une certaine lenteur, et ce n'est vraiment qu'une quinzaine de jours avant son entrée à l'hôpital que la malade s'aperçut que ses jambes enflaient en même temps que l'oppression devenait intolérable. C'est alors que la malade se décida à entrer à la Charité.

Le 22 novembre 1884, à la visite du matin, nous constatons l'état suivant :

La malade se plaint d'oppression, d'étouffements et d'enflure aux jambes.

Les jambes sont en effet considérablement œdématiées, ainsi que les cuisses. Sur la face dorsale des pieds, les veines sont comme injectées. La face interne des cuisses est très gonflée.

Le ventre, développé, ne donne pas la sensation de flot. — Pas d'ascite. Un peu d'œdème des parois abdominales.

A la percussion matité considérable de la région hépatique, foie très augmenté de volume.

Percussion de l'hypocondre droit, douloureuse. L'aspect général de la malade est bien celui d'une femme atteinte d'une affection du cœur.

La respiration est brève, saccadée ; il y a de la dyspnée. La malade ne peut rester couchée, elle est obligée de rester assise.

La poitrine est bombée.

Le pouls est très faible, presqu'imperceptible. Il est fréquent et régulier.

A la palpation de la région thoracique, on découvre des battements épigastriques très marqués.

Rien à la percussion. Sonorité uniforme existant partout. En avant, battements tumultueux. Léger souffle systolique à l'appendice xyphoïde. Les veines jugulaires, extrêmement dilatées, sont au moins quadruplées de volume et forment comme deux cordes de chaque côté du cou. Pouls veineux. Reflux du sang dans les veines jugulaires, très marqué au moment de la systole. Insuffisance tricuspidienne.

A droite en arrière, en bas du poumon, absence de murmure respiratoire. Matité très nette. Souffle doux, voilé. Egophonie. Urines très rares. Albuminurie légère.

Infusion de digitale : 0 gr. 25.

Le 24 novembre. — Pas de fièvre malgré l'épanchement pleural. Battements hépatiques. Pouls mitral.

Jambes toujours œdématiées. Albumine.

Le 25 novembre. — Urines un peu plus abondantes, surtout plus claires. Un peu d'albumine. Léger souffle systolique à la pointe. Vésicatoire volant au côté droit de la poitrine, en arrière.

Le 28 novembre. — Légère diminution du murmure respiratoire à gauche en arrière.

Le 29 novembre. — La température s'élève à 39°,2.

La malade accuse un point de côté à gauche.

Le 29 au soir. — Légère matité à gauche en arrière. Léger souffle. Diminution du souffle du côté droit. Même point de côté à gauche.

30 novembre. — Absence de murmure respiratoire. Abolition des vibrations. Souffle doux prolongé aux deux temps de la respiration, surtout à l'expiration. Matité en arrière. Egophonie très nette. Temp. 39°,2. Vésicatoire.

Même état des jambes.

Le 1er décembre. — Température 39°,4.

Le 2 décembre. — Température 37°,2.

Le 8 décembre. — Grande diminution de l'enflure des jambes. La malade urine beaucoup. Depuis quatre jours, on assiste à la diminution des signes d'auscultation.

Aujourd'hui, le souffle a disparu. Un peu de submatité.

16 décembre. — La malade continue à aller mieux. Jambes revenues à l'état normal.

Cette dernière observation est fort intéressante. L'œdème très développé de cette malade aurait pu faire songer à un hydrothorax, lors du premier épanchement pleural. Mais il s'agissait bien là d'une pleurésie, ainsi que M. Hardy l'avait déclaré dans son premier examen. En effet, 5 jours après, nous assistons à la poussée qui se fait du côté gauche de la poitrine. La malade se plaint d'un point de côté, le thermomètre consulté accuse 39°2 et on trouve à la percussion de la matité et à l'auscultation un léger souffle. En même temps l'épanchement du côté droit diminue, et quand la plèvre gauche se remplit, la droite se vide par une sorte de phénomène de bascule.

Trois jours après le thermomètre tombe à 37°,2 et tous les signes d'épanchement disparaissent en quelques jours.

Nous voyons là le type de la pleurésie rhumatismale. Cette femme dit cependant n'avoir jamais eu de rhumatisme articulaire aigu. Elle se rappelle seulement de quelques douleurs subaiguës dans les jointures. Ce fait indique que l'on peut être franchement rhumatisant, sans avoir eu pour cela de rhumatismes articulaires aigus.

Que pouvons-nous tirer de l'étude des observations précédentes ? Il est à remarquer que dans toutes ces observations, sauf une, la maladie du cœur semble n'avoir aucunement modifié la marche de la pleurésie. C'est un phénomène assez curieux de voir ces pleurésies ne pas produire plus de trouble dans l'organisme et n'amener que rarement de l'orthopnée, alors même que les accidents cardiaques sont très prononcés.

Un seul cas s'est terminé par la mort ; il s'agissait d'une pleurésie double qui fut traitée par des ponctions successives et des applications de pointes de feu (Obs. XV).

La malade semblait aller mieux lorsqu'elle mourut presque subitement. Sa mort ne fut jamais clairement expliquée. On crut d'abord à une embolie pulmonaire, mais à l'autopsie rien de semblable ne fut trouvé. Il y avait plus d'un litre de liquide dans chaque plèvre.

Ce cas semble donc une exception à ce que nous avons dit plus haut. Peut-être les quatre ponctions qu'on fit subir à la malade, dans des conditions peu avantageuses, l'une d'elles ayant été à blanc et l'autre ayant amené un liquide sanguinolent, ont-elles été suffisantes pour changer la marche régulière de la maladie.

Etudions maintenant les pleurésies primitives qui ne paraissent pas pouvoir se rattacher aux pleurésies rhumatismales.

Ce sont ces pleurésies que M. Bucquoy a surtout en vue dans son article de l'Union médicale. Ce sont, en effet, celles que l'on prend le plus souvent pour des hydrothorax, et cela à cause du peu de phénomènes généraux auxquels elles donnent lieu. « Le malade, dit M. Buc-
« quoy, accuse rarement un point de côté violent ; celui-
« ci peut manquer complètement. La dyspnée n'augmente
« pas, au moins au début, dans des proportions considé-
« rables, la toux n'est pas quinteuse, la réaction fébrile,
« enfin, est presque nulle. »

D'après les exemples que nous avons rencontrés, nous pensons que ces pleurésies sont plus fréquentes qus les précédentes. Ajoutons qu'il est parfois très difficile d'assigner à chacune sa place exacte et que quelques-unes de celles que nous faisons rentrer dans les pleurésies non rhumatismales, ont peut-être encore pour cause le rhumatisme.

Le liquide de ces pleurésies est presque toujours séreux ; presque jamais on ne trouve de sérosité purulente.

La quantité de ce liquide est très variable ; parfois il n'y en a qu'un verre ou deux, tandis que dans d'autres cas on en trouve jusqu'à trois litres. D'après M. Bucquoy, généralement il n'y en aurait qu'une petite quantité.

Ces pleurésies ne passent pas, comme les précédentes, d'une plèvre à l'autre ; elles sont très rarement doubles. Enfin, contrairement aux pleurésies rhumatismales, elles ont une grande tendance à récidiver. Nous verrons aussi plus loin que leur pronostic est plus grave.

Sous quelle influence naissent donc ces pleurésies ? Est-ce la maladie du cœur seule qui les produit, ou bien faut-il l'intervention d'une autre cause ? C'est ce que nous allons examiner.

Nous avons déjà parlé de la fréquence de la congestion pulmonaire dans les maladies du cœur. Or M. Peter (1) écrit en parlant de la congestion : « La stase du sang dans les « capillaires du poumon entraîne une première conséquence « toute physique, la dilatation de ces capillaires...

« La portion musculeuse s'hypertrophie, et plus tard les « parois deviennent granulo-graisseuses au niveau des « points les plus fatigués...

1. Peter. *Cliniques Médicales.* Tome I, page 92.

« . . . . La dilatation des vaisseaux en se per-
« pétuant crée un état habituel d'hyperémie passive, cause
« d'exsudation, d'exsudat, d'hémorrhagie et de flux ; d'exsu-
« dation de sérosité par extravasation ; d'exsudat de fi-
« brine par un travail voisin de celui de la phlegmasie,
« d'hémorrhagie par rupture çà et là des vaisseaux trop
« distendus, de flux par le fait d'hyperémie habituelle de
« la muqueuse bronchique et de ses glandules.

« Il résulte de tout ceci, pour le parenchyme pulmo-
« naire, des bases vers la partie moyenne du poumon, un
« état définitif d'induration et de friabilité, mélange d'œ-
« dème, de cirrhose, de phlegmasie bâtarde et partielle par
« exsudat fibrineux. . . . .

« Le poumon se trouve alors, pour ainsi dire, en conti-
« nuel état d'imminence morbide, et la cause parfois la
« plus insignifiante peut devenir l'occasion d'une maladie
« inflammatoire. D'autres fois l'inflammation peut survenir
« sans cause appréciable et par le fait même de l'intensité
« de la congestion. En tout cas, l'altération préalable du
« parenchyme donne nécessairement à cette inflammation la
« forme et les allures d'une maladie atonique, sans grande
« réaction de la part de l'organe ni de l'organisme. »

Cette cause insignifiante, dont parle M. Peter, ne la
trouvons-nous pas dans les refroidissements auxquels les
cardiaques sont particulièrement exposés à cause de leur
dyspnée qui les oblige à rester longtemps assis et décou-
verts et les force à ouvrir les fenêtres pour respirer plus
facilement?

Et ne trouvons-nous pas là des causes suffisantes pour
expliquer l'inflammation de la plèvre ? Le parenchyme pul

monaire étant congestionné et atteint d'une inflammation bâtarde, la plèvre qui le recouvre ne tarde pas à s'enflammer à son tour, toujours par le même processus morbide que nous avons déjà signalé, et l'épanchement pleurétique se produit.

Ces dernières pleurésies ne seraient donc pas en réalité des pleurésies primitives ; elles devraient être rattachées aux pleurésies par congestion pulmonaire. Selon nous, la grande majorité de ces pleurésies rentrerait dans ce cas.

Nous allons rapporter un certain nombre d'observations de ce genre.

OBSERVATION XVII (1)

Une femme âgée de 65 ans, exerçant la profession de blanchisseuse, entra dans mon service à l'hôpital Cochin, avec tous les signes de l'asystolie la plus accentuée.

La malade était dans l'orthopnée, la face bouffie, les lèvres cyanosées, les veines du cou très distendues, sans offrir toutefois autre chose que les oscillations du faux pouls veineux. Les membres inférieurs présentaient un œdème considérable, avec anasarque s'étendant à la moitié inférieure de l'abdomen.

Pas d'ascite, mais la palpation abdominale faisait reconnaître un foie très volumineux et très sensible à la pression dans toute l'étendue de la région épigastrique. L'urine était rare et fortement albumineuse.

Cet ensemble de symptômes ne laissait pas de doutes sur l'existence d'une maladie du cœur dont cette femme présentait au plus haut degré le *facies propria*. Le diagnostic était confirmé par l'état du pouls, qui était petit, misérable et très irrégulier, indiquant une lésion mitrale caractérisée elle-même par la faiblesse et l'irrégularité

1. Bucquoy. *France Médicale*. Novembre. 1882. Obs. I.

des battements du cœur sans qu'on pût percevoir cependant aucun bruit de souffle vers la pointe de l'organe ou dans l'aisselle.

Cette malade n'était pas une rhumatisante. Jusqu'à l'année précédente, elle avait été toujours bien portante. C'est à une cause accidentelle, à un bain froid à la suite duquel elle fut prise de suffocation immédiate et de palpitations violentes, qu'elle rapporte sa maladie.

En analysant avec soin l'histoire de cette femme, on reconnaît qu'elle a eu de l'albuminurie, mais que celle-ci a disparu lorsqu'a cessé la dyspnée. Mais quelle que soit la part qu'il y ait à faire à l'albuminurie et à la maladie de cœur, nous devons nous arrêter surtout sur la complication qui était venue subitement aggraver son état.

On trouva, en effet, au moment de son entrée, les signes évidents d'un épanchement pleurétique du côté gauche. L'épanchement n'était pas considérable ; la matité remontait en bas et en arrière jusqu'à l'angle de l'omoplate, mais il y avait diminution plutôt qu'absence complète du murmure vésiculaire, si ce n'est tout à fait à la partie inférieure, où il faisait complètement défaut.

L'auscultation donnait un souffle doux, voilé, de l'égophonie dans toute cette étendue.

En avant, le cœur n'était pas déplacé ; il y avait du bruit de Skoda sous la clavicule gauche.

Je donnai la digitale en macération à froid à la dose de 0,60 centigrammes pour combattre l'asystolie. Dès le troisième jour, l'urine était abondante, mais toujours albumineuse.

Cette diurèse n'eut aucune influence sur la pleurésie, car, bien que l'amélioration fût évidente et la respiration plus libre, l'épanchement augmenta dans des proportions assez notables et ramena la dyspnée.

La thoracentèse fut alors pratiquée et donna issue à un litre et demi d'un liquide séreux, peu coagulable.

Les suites de l'opération furent des plus simples et le soulagement immédiat.

Pendant quelque temps encore, nous constations des signes de pleurésie, tels que la faiblesse du murmure vésiculaire, de la submatité et de la broncho-égophonie. Mais la malade respirait facilement, avait retrouvé le sommeil et l'appétit, et les phénomènes si graves d'asystolie qu'elle nous avait présentés avaient en grande partie disparu. L'urine même n'était plus albumineuse, les jambes seules restaient un peu œdématiées.

Au bout de trois semaines, nous avons pu craindre que l'épanchement ne se reformât. On trouvait en effet quelques signes indiquant une petite quantité de liquide, mais surtout les frottements très nets. Tout cela céda rapidement à l'application d'un vésicatoire.

Observation XVIII (1).

Un marchand des quatre saisons, âgé de 68 ans, entra à Cochin dans un état de cachexie très avancée, pâle, amaigri, le facies cyanosé, les extrémités froides et bleuâtres, les membres inférieurs œdématiés sans être extrêmement volumineux. Les urines étaient albumineuses.

Le malade était très oppressé et à demi asphyxié ; la dyspnée excessive trouvait sa cause à la fois dans le cœur et dans l'appareil respiratoire.

Le cœur était hypertrophié. Un bruit de souffle au second temps et à la base, avec propagation vers la pointe, et le pouls de Corrigan indiquaient de l'insuffisance aortique.

La base du poumon gauche était le siège d'une congestion caractérisée par la présence de gros râles sous-crépitants humides dans sa moitié inférieure.

A droite, les signes étaient ceux d'un épanchement pleurétique : matité, absence du murmure vésiculaire, souffle diffus et assez intense ; sons et voix donnant de la broncho-égophonie. Au-dessus de l'épanchement, respiration rude et quelques râles humides comme ceux du côté opposé.

Il y avait une expectoration catarrhale muco-purulente très abondante.

1. Bucquoy. *France médicale*. Obs. II.

Le foie, volumineux, était aussi très abaissé, ce qui indiquait un épanchement assez considérable.

La gravité du cas nous fit pratiquer la thoracentèse. Dès l'entrée du malade à l'hôpital, nous tirâmes un litre d'un liquide séreux, un peu sanguinolent.

Ce liquide se coagula en masse ; la proportion de globules rouges était de 7,000 par millimètre cube.

L'amélioration fut immédiate, mais de courte durée, en raison des progrès de la cachexie cardiaque. Au bout de quelques jours, la respiration s'embarrasse de nouveau et prend le rythme dit de Cheyne-Stokes, la cyanose reparaît, la température s'abaisse même à 36°, le pouls restant à 100.

Nous voyons paraître alors un délire particulier assez fréquent dans cette période des maladies du cœur. Le malade s'imagine qu'il est emprisonné ; il fait des tentatives pour s'échapper, se livre à des violences sur les infirmiers et les personnes qui l'entourent, prend tout ce qui lui tombe sous la main pour frapper et se défendre.

De temps en temps, il se déshabille, sort de son lit et se promène nu au milieu de la salle.

Cependant, l'épanchement s'était reproduit et le malade était de nouveau menacé de suffocation. Une nouvelle ponction fut pratiquée, et, cette fois encore, soulagea le malade. Elle parut même exercer une action favorable sur le délire, car la nuit suivante fut beaucoup plus calme. Cela ne fit que reculer la mort du malade, qui succomba quelques jours après, et presque subitement.

Observation XIX (1)

C'était un homme de 50 ans, qui avait eu plusieurs attaques de rhumatisme articulaire aigu, la première à 20 ans, la dernière à 38 ans. Le rhumatisme avait laissé du côté du cœur des lésions permanentes : hypertrophie et rétrécissement mitral.

1. Bucquoy. *France médicale.* Obs. III.

Deux fois, l'année précédente, ce malade était venu à Cochin atteint de congestion pulmonaire ; depuis, il s'était toujours plaint de dyspnée.

Ce fut encore de la dyspnée qui le ramena à l'hôpital ; mais cette fois, aux signes de congestion pulmonaire s'ajoutaient ceux d'un épanchement médiocre du côté droit.

La dyspnée était tellement considérable que, deux jours après son entrée, quoique la quantité du liquide pleurétique ne fût certainement pas très abondante, la thoracentèse fut pratiquée.

Elle donna un litre de liquide séreux, citrin, peu coagulable.

A la suite de l'opération, la fièvre tombe, la respiration devient plus facile, on entend à la base de la poitrine des frottements manifestes. Mais bientôt le liquide se reproduit avec rapidité, et quinze jours après une nouvelle ponction est devenue nécessaire. On retire 1100 centim. cubes de liquide citrin, légèrement teinté de sang (520 globules rouges par millimètre cube).

Une troisième ponction est encore faite au bout de douze jours et donne 1600 centim. cubes d'un liquide qui reste séreux.

Peu de temps après apparaissent des symptômes de délire, comme ceux que nous avons notés dans l'observation précédente. Le malade devient très agité, crie, jure, se lève pour faire ses besoins au milieu de la salle, etc., ce qui oblige à lui mettre la camisole de force.

Cependant l'épanchement ne paraît plus se reproduire ; on perçoit de nombreux frottements, mais la respiration s'entend dans toute la hauteur du poumon.

Quelque temps après, la dyspnée revient avec des crachats hémoptoïques. L'état du malade s'aggrave beaucoup, ses traits s'altèrent profondément, il maigrit à vue d'œil ; l'oppression est extrême, l'agitation plus grande, le pouls petit, fréquent et très irrégulier. Des ecchymoses en plaques irrégulières se montrent par plaques sur les membres.

Le caractère de l'expectoration indiquait comme complication de l'apoplexie pulmonaire. Le siège de l'infarctus se révélait à gauche, en bas et en arrière, par de la matité, du souffle tubaire et des bouffées de râles crépitants.

La mort survint peu de jours après, avec une raideur tétanique du cou et du thorax qui ne permettait plus d'asseoir le malade.

Les lésions à l'autopsie ont été exactement celles que nous avions supposées.

La surface du cœur présentait des traces de péricardite récente ; les parois ventriculaires étaient considérablement hypertrophiées, sans dilatation de la cavité ; l'orifice mitral rétréci, mais non insuffisant, le rétrécissement résultant de l'épaississement des valves de la mitrale qui étaient en outre soudées à leurs extrémités.

Des lésions athéromateuses importantes s'étendaient à tout le système artériel, d'où la néphrite interstitielle constatée dans les deux reins, quoiqu'il n'y ait pas eu d'albuminurie, et l'altération profonde des artères cérébrales à laquelle il faut rapporter sans doute le délire observé dans les derniers temps de la vie du malade.

La plèvre droite, trois fois ponctionnée, présentait des adhérences dans toute son étendue. Elles étaient récentes et faciles à détruire. A la base en arrière, il restait encore un épanchement circonscrit de liquide séro-fibrineux enkysté, d'un volume approximatif de 300 à 400 centimètres cubes.

A ce niveau, le lobe inférieur était affaissé et bridé par l'épaississement de la plèvre.

Au-dessus, le poumon droit débordait en formant d'épais bourrelets d'un tissu presque emphysémateux.

A gauche, il n'y avait pas de liquide dans la plèvre, malgré la présence d'un infarctus noirâtre siégeant dans l'épaisseur du poumon gauche, en arrière, sous forme d'un noyau du volume d'une grosse noix, environné de toute part du tissu pulmonaire atélectasié et offrant une coloration noirâtre, indice de l'exhalation sanguine dont il avait été lui-même le siège.

OBSERVATION XX (résumée) (1)

D..., Clarisse, âgée de 20 ans, est entrée à l'hôpital Lariboisière, le 10 septembre 1881, salle Sainte-Élisabeth, n° 16.

1. C. Paul. *Traité des maladies du cœur*, obs. LXX, page 387.

Cette jeune fille accuse des palpitations violentes et une douleur dont elle ne saurait préciser la nature.

La malade nous apprend que depuis l'âge de sept ou huit ans, et sans aucune attaque de rhumatisme, sans chorée ni maladie infantile antérieures, elle souffre souvent de palpitations.

Il y a trois mois, elle consultait un médecin qui parla d'anévrysme et lui conseilla l'usage de la digitale.

Aujourd'hui, l'examen du cœur permet de constater d'abord une voussure très légère de la région précordiale. La main appliquée à ce niveau perçoit un frémissement cataire très prononcé, très rude, lequel a son maximum dans le deuxième espace intercostal gauche à un demi centimètre en dehors du sternum et se constate encore, quoique moins nettement, dans le troisième espace intercostal.

Le pouls bat à 88 ; il est régulier, petit.

L'auscultation permet d'entendre, au premier temps, un souffle extrêmement rude et rapeux dont le maximum est très nettement perçu dans le deuxième espace intercostal gauche à deux centimètres en dehors du sternum.

Diagnostic. — Rétrécissement de l'artère pulmonaire.

Du côté des poumons, on ne perçoit aucun râle, aucune rudesse, notamment du côté des sommets examinés avec le plus grand soin.

Le traitement se compose de toniques, vin de quinquina, poudre de fer et de cannelle, douches froides.

Le 28 septembre. — La malade se plaignit d'un point de côté très violent au-dessous du sein, exagéré par la pression et par une toux sèche très pénible qui revient souvent.

On constate alors dans les deux tiers inférieurs du poumon droit, de la matité et du silence respiratoire, mais il n'y a ni souffle, ni égophonie. Cette pleurésie n'aurait-elle pas eu pour cause le traitement par les douches froides auquel la malade a été soumise depuis son entrée ?

Pendant huit jours la température est restée peu élevée, à 38°. Cependant le 7 octobre survient une nouvelle poussée et la température dépasse 39°. A ce moment on trouve, du côté droit du thorax, une matité plus étendue en haut, du souffle et une égophonie, douleuse seulement, au-dessous de l'épine de l'omoplate et en dehors.

Le 11 octobre. — La température redescend à 38° pour redevenir normale au bout de peu de jours.

Observation XXI (1)

Extrait de la thèse de M. Berruyer (année 1872), page 36.

Dum..., 56 ans, ancien magistrat, entré le 5 avril 1872, salle Saint-Jean, n° 16.

A 32 ans, attaques de goutte; depuis cinq ans, palpitations; depuis quatre semaines, oppression.

5 avril. — Epanchement pleurétique du côté droit, remontant jusqu'au milieu de la fosse sous-épineuse.

L'état d'angoisse du malade nous décide à faire dans la plèvre une ponction d'urgence, et à l'aide de la seringue Dieulafoy, nous retirons 2 litres et demi de liquide séro-fibrineux, parfaitement limpide, qui se prend rapidement en gelée.

Pendant les dernières aspirations, chocs assez répétés du poumon contre la canule par les secousses de la toux, et douleur vive accusée par le malade. Une demi-heure environ après la ponction, il rend en quelques secousses de toux un crachoir de liquide tout à fait analogue à celui qui a été retiré par l'opération, mais un peu plus visqueux et couvert d'une écume sanguinolente, qui se coagule comme une couenne.

Le 6. — Amélioration très-notable. Plus de dyspnée, le malade a pu dormir tranquille. Pas de fièvre. La respiration s'entend jusqu'à la base du poumon; on entend pendant l'inspiration dans le tiers inférieur des bouffées de râles crépitants fins, dus sans doute au déplissement pulmonaire. Expectoration de quelques crachats visqueux, sanglants, ayant franchement le caractère pneumonique.

1. Terrillon. *De l'expectoration albumineuse.* Thèse de 1873. Obs. III, page 87.

L'auscultation du cœur, rendue jusqu'à ce jour presque impossible par la dyspnée, fait constater : 1° un bruit de souffle systolique à la pointe, se propageant dans l'aisselle ;

2° Un deuxième bruit de souffle beaucoup plus fort, systolique à la base, s'entendant au lieu d'élection des bruits aortiques et se propageant en outre le long du bord droit du sternum et dans les vaisseaux du cou. Les bruits nerveux du cœur sont complètement disparus.

La pointe bat dans le sixième espace. Le pouls est petit, mais vibrant et régulier.

Le 12. — Depuis trois ou quatre jours, malaise général, orthopnée, plus de sommeil. On constate la reproduction de l'épanchement ; matité absolue dans le tiers inférieur du poumon, s'étendant au même niveau dans les régions axillaires, foie très-peu abaissé, ne déborde les fausses côtes que de deux travers de doigt.

Aspirations de 2 litres et demi de liquide séro-fibrineux, douleurs et quelques secousses de toux pendant les dernières aspirations.

Le 13. — Nuit tranquille, diminution considérable de la dyspnée.

Le 18. — La dyspnée est revenue comme les premiers jours, orthopnée, figure anxieuse, abattement moral.

La respiration s'entend presque jusqu'à la base du poumon droit ; on ne constate de la matité que tout à fait dans le cul-de-sac inférieur, en arrière et dans la région axillaire. La palpation fait sentir le foie débordant un peu les fausses côtes.

Quelques râles sibilants peu abondants, disséminés dans le poumon gauche.

Le 19. — Depuis hier dyspnée intense, orthopnée, chaque jour quelques crachats sanglants ; on constate la reproduction du liquide. Matité absolue en arrière, jusqu'au septième espace intercostal.

Submatité au-dessus dans l'étendue d'environ deux travers de doigt dans l'aisselle, la matité ne remonte pas plus haut que la réunion du tiers inférieur au tiers moyen. Immédiatement au-dessous de la ligne de matité absolue, on entend la respiration faible accompagnée de frottements pleuraux ; pas de souffle, égophonie.

Forgeot

Les signes locaux et habituels d'examen de la poitrine ne donnent donc que l'idée d'un épanchement moyen, et l'on n'est amené à faire la ponction qu'en raison de la dyspnée excessive du malade.

Aspiration de 3 litres de liquide séro-fibrineux, quelques secousses de toux.

Le 21. — Depuis cette nuit, délire et hallucination, mais ces symptômes disparaissent rapidement.

1er mai. — Ponction dans le septième espace intercostal; aspiration avec l'appareil Potain, 2,700 grammes de liquide séro-fibrineux, se coagulant rapidement à l'air. La matité remontait au moment de l'opération, en arrière, jusqu'à l'angle inférieur de l'omoplate; dans l'aisselle, jusqu'au tiers moyen. Le foie déborde les fausses côtes de deux travers de doigt.

Pas les moindres secousses de toux pendant l'opération.

Le 2. — Malade très soulagé.

Le 17. — Dyspnée plus violente que d'habitude. Matité en arrière jusqu'à la cinquième côte, se prolongeant en avant jusqu'au niveau du mamelon.

Ponction et aspiration avec l'appareil Potain; 3 litres de liquide séro-fibrineux.

Immédiatement après l'opération, retour de la sonorité et du murmure vésiculaire; le malade éprouve de suite un grand soulagement.

Le 24. — Dyspnée très prononcée; reproduction complète du liquide donnant lieu aux mêmes signes que nous avons indiqués plus haut.

Ponction dans le huitième espace intercostal et aspiration de 3 l. 200 centimètres cubes de liquide. La respiration, en partie masquée par un frottement pleural, reparaît aussitôt. Le malade éprouve une amélioration sensible.

Le 28. — Ponction et aspiration de 2 l. 300 centimètres cubes de liquide.

Le 1er juin. — La dyspnée est revenue et avec elle tous les signes physiques de l'épanchement.

Nouvelle ponction et aspiration de 2 l. 200 centimètres cubes de liquide de même nature.

Le 5. — Dyspnée intense depuis la veille, matité en arrière, etc., ponction et aspiration de 900 grammes de liquide offrant toujours les mêmes caractères.

Le 10. — Nouvelle ponction ; 460 grammes de liquide séro-fibrineux.

Le 11. — Agitation, sub-délirium, cyanose, mort.

L'autopsie vint confirmer autant que possible le diagnostic.

On trouva une hypertrophie au cœur, énorme, un rétrécissement aortique des plus serrés, toutes les articulations grandes et petites encroûtées de dépôts d'urate de soude. Et enfin, un épanchement parfaitement limité par les adhérences de la plèvre, situé entre la face inférieure du poumon et le diaphragme, et remontant en avant jusqu'au tiers moyen, où il était circonscrit par une poche très évidente.

<h3 align="center">Observation XXII (1).</h3>

Extrait de la thèse de M. Patel, 1872.

A... (André), âgé de 40 ans. Entré le 20 octobre à Saint-Paul. Cet homme, d'une forte constitution, est alité depuis dix mois environ. Il est entré à deux reprises à l'hôpital, où il fut traité pour une pleurésie gauche, et n'a jamais été guéri complètement.

Depuis deux mois, œdème des membres inférieurs ; l'oppression et les palpitations, que le malade éprouve depuis le début de son affection, vont en augmentant. A son entrée, on constate une oppression assez forte et de l'œdème des membres inférieurs remontant jusqu'au scrotum. Les battements du cœur sont irréguliers, leur impulsion est forte, on ne trouve pas de souffle, mais les bruits ont un timbre métallique à la pointe.

Pouls petit, irrégulier.

On constate, à l'examen de la poitrine, un peu de matité à la base

1. Terrillon. Obs. 17, page 77.

gauche, avec frottement pleurétique, reliquat de sa pleurésie à droite, on trouve un épanchement dans la moitié inférieure du poumon ; on ne sait à quelle époque faire remonter le début de cette pleurésie du côté droit, le malade n'ayant jamais éprouvé de point douloureux de ce côté.

21 octobre. — Prescription : gomme-gutte, 0,60 ; infusion de digitale, 0,50.

30 octobre. — L'épanchement et l'oppression ont augmenté ; les urines sont rares ; les battements du cœur sont moins accélérés, léger souffle à la pointe.

2 novembre. — Oppression considérable ; plusieurs accès de suffocation, face cyanosée, anxiété extrême ; pouls petit. L'épanchement occupe les deux tiers du poumon droit ; thoracentèse d'urgence : issue de 3 litres 1/2 de sérosité. Une heure après l'opération, le malade se met à cracher abondamment jusqu'à neuf heures du soir. Il remplit six crachoirs, dont les quatre premiers renferment du sang mélangé à un liquide mousseux ; dans les deux autres, il n'y a plus de sang, mais un liquide visqueux, citrin, analogue au liquide de la plèvre, seulement plus épais. Il y a dans cette expectoration beaucoup d'albumine.

Le 3. — Oppression peu marquée ; la respiration s'étend dans le tiers supérieur du poumon ; vers le tiers moyen, il y a du frottement et de l'égophonie.

Une dizaine de jours après la ponction, les urines diminuent et l'épanchement se reproduit ; mais sous l'influence de la digitale, la diurèse reparaît, l'épanchement diminue, l'œdème des membres disparaît, l'appétit revient, l'état général s'améliore.

7 décembre. — Le malade sort, ne conservant qu'un peu de matité dans le quart inférieur du côté droit. Les battements du cœur sont moins irréguliers.

Le 23. — Le malade rentre dans le service : il est alité depuis une dizaine de jours. La toux et l'oppression sont revenues ; pouls petit et irrégulier ; l'épanchement droit s'est reformé, il occupe la moitié inférieure du poumon. — Infusion de digitale.

1. Trousseau Clin., II, p. 17.

Le 29. — L'oppression et l'épanchement ont augmenté; thoracentèse, issue de 3 litres de liquide citrin; pas de bronchorrhée comme à la suite de la première ponction.

Le 30. — Submatité dans le tiers inférieur; frottement pleurétique diminué dans toute l'étendue du poumon; l'oppression a disparu.

25 janvier. — L'épanchement ne s'est pas reformé; il n'y a plus qu'un peu de diminution de la sonorité à la base; la respiration s'entend dans tout le poumon; frottement pleurétique vers le tiers moyen. État général bon; pas de retrait du thorax.

OBSERVATION XXIII

Prise dans le service de M. le professeur Hardy à la Charité.

Le nommé Sylvain, Jean, âgé de 34 ans, cordonnier, entré à l'hôpital de la Charité, salle Saint-Charles, n° 3.

Antécédents héréditaires : son père et sa mère sont morts quand il était encore très-jeune. Il ignore la cause de leur mort. Un frère mort de convulsions à l'âge de quelques mois. Un second frère, âgé de 24 ans, vient de faire son service militaire, il ne semble donc pas qu'il y ait des antécédents tuberculeux du côté de la famille. Ce malade est né dans l'Aveyron; il n'a eu aucune maladie grave dans son enfance. Il a eu de la gourme, dit-il, mais pas d'écrouelles. Bonne santé habituelle.

A Paris, depuis l'âge de 17 ans, il a été sept ans garçon marchand de vin, il a pris à cette époque des habitudes d'alcoolisme qu'il avoue. Il buvait non-seulement du vin, mais de l'absinthe presque tous les jours et même plusieurs fois par jour. Il a souvent des pituites, son sommeil est agité, troublé souvent par des cauchemars pénibles. Il a remarqué également que ses mains tremblaient. Variole à l'âge de 27 ans, ne laissa aucun trouble grave. Il a eu également une blennorrhagie; pas de syphilis. Depuis six à huit ans, il a quitté sa profession de marchand de vin, et est devenu cordonnier. Quoi qu'il fasse moins d'excès depuis cette époque, il a conservé les accidents signalés plus haut.

Il y a quelques années, il fut soigné à Tenon, pour une pleurésie et resta trente-deux jours à l'hôpital. Bien qu'il soit sorti guéri et qu'il ait repris son travail, il a toussé presque constamment depuis cette époque. Pas d'hémoptysie. — Pas de rhumatisme articulaire.

La maladie actuelle remonte à quatre mois environ ; il a remarqué que ses jambes enflaient peu à peu le soir. Cet œdème disparaissait par le repos au lit et se reproduisait de nouveau sous l'influence de la fatigue. Le ventre augmenta aussi de volume, un peu plus tard. Pas de troubles de la vue. Les urines sont rares mais s'écoulent facilement.

Essoufflement et palpitations à la moindre fatigue. Inappétence — état stationnaire depuis deux mois environ. A son entrée dans la salle, le malade a, à un très haut degré, l'aspect d'un Brightique : œdème généralisé, visage pâle et bouffi — paupières œdématiées. Néanmoins les urines sont rares et ne contiennent pas d'albumine. Il existait d'ailleurs des troubles notables de la circulation et notamment une distension très marquée des veines jugulaires s'accompagnant de pouls veineux vrai. Râles nombreux à la base des deux poumons, signe manifeste d'œdème et de congestion, battements du cœur fréquents, pouls petit, un peu irrégulier, augmentation de la matité transversale du cœur. A l'auscultation on entend un souffle systolique au niveau de l'appendice xyphoïde. Il existe en même temps un souffle systolique du côté de l'aisselle, mais moins constant. Foie gros et douloureux.

Diagnostic : affection cardiaque. Le malade est promptement amélioré sous l'influence de la digitale ; son œdème présente cependant de grandes variations, certains jours on trouve les bourses distendues, la verge en forme de tire-bouchon et le lendemain l'œdème a diminué, pour reparaître au bout de quelques jours.

On constate également un peu d'ascite qui semble présenter aussi des oscillations très sensibles, la quantité du liquide variant très rapidement d'un jour à l'autre. Néanmoins, le malade était beaucoup mieux sous l'influence du repos et de la digitale. La quantité des urines était montée de 800 gr. à 1500, pour 2000 et même 3000, lorsque le malade se plaignit, vers le 8 octobre, d'un point de côté persistant à gauche sans phénomènes bien accentués ; on l'ausculta pendant 2 ou 3 jours sans constater de modifications très nettes. Vers le 15 décembre, M. Hardy constata sur le côté gauche en dehors une zône de matité au niveau de laquelle les vibrations thoraciques et le murmure vésiculaire avaient disparu, sans souffle, sans égophonie. Ventouses sèches le même jour. Persistance de bruits morbides les jours suivants sans modification.

Les phénomènes commencèrent à s'atténuer vendredi dernier. Le 22 septembre, la respiration s'entend un peu dans la région malade mais elle est très affaiblie.

La matité persiste ainsi que l'absence de vibrations. Le point de côté a disparu.

OBSERVATION XXIV (1)

Une femme âgée de 25 ans entre à Saint-Antoine le 17 février 1874, enceinte de cinq mois. Palpitations et dyspnée datant du début de la grossesse. Deux grossesses antérieures, sans accidents. Pas de rhumatisme. Il existe une insuffisance mitrale (souffle intense au premier temps, à la pointe) avec hypertrophie du cœur.

8 avril. — Accouchement spontané avec dyspnée extrême, cyanose des lèvres, pâleur de la face, soulagement immédiat après l'accouchement, coloration meilleure de la face. Enfant de sept mois bien conformé et vivant. Placenta bien entier, présentant sur toute sa circonférence, un dépôt jaunâtre, facile à détacher des membranes, rappelant la consistance et l'aspect de la plèvre enflammée ou des dépôts fibrineux du cœur et de gros vaisseaux, formé d'un feutrage irrégulier et prolongé par places en couches minces, entre les cotylédons sur la face fœtale. Nulle part de coloration en rapport avec un épanchement sanguin en voie de résorption, bien que ce dépôt ressemble aux vestiges d'une semblable lésion.

9 avril. — Souffle mitral intense, au premier temps, à la pointe.

1. Peter. *Maladies du cœur*. Obs. XI, page 590.

Dyspnée très grande, respiration très fréquente, 54. Temp. 38°,3. Pouls 98. En arrière, à droite, râles fins, disséminés vers la base. A gauche dans les 2/3 inférieurs, souffle presque amphorique; égophonie. Signes évidents de pleurésie, survenue dans la nuit. Battements du cœur précipités; pas de souffle.

10 avril. — Respiration haute. Insertions du diaphragme douloureuses, ainsi que l'épigastre. Douleur exclusivement limitée au phrénique gauche. Matité à gauche avec souffle bronchique. Au cœur souffle présystolique et dédoublement du deuxième bruit. Pouls 92. Temp. 38°,1; respiration 44.

11 avril. — Dyspnée moindre; Temp. 38. L'enfant meurt.

13 avril. — Souffle pleurétique disparu, râles moins nombreux.

14 avril. — Après un violent accès de dyspnée nocturne, peau chaude, pouls fréquent, toux, dyspnée; râles de bronchite fins dans tout le poumon. — Matin. Temp. 40°,5. Pouls 140. — Soir. Temp. 40°,2. Pouls 120, respiration 64. (Ipéca).

Du 15 au 17 avril. — Dyspnée continuelle avec cyanose progessive. Pouls intermittent, irrégulier. Mort à cinq heures.

Autopsie impossible.

OBSERVATION XXV (Résumée) (1)

Le nommé X..., âgé de 12 ans, tailleur, entre le 4 février 1873, salle Saint-Paul, n° 28, dans le service de M. le professeur Lasègue.

Depuis deux ans environ, ce malade est essoufflé et crache du sang de temps en temps.

Jamais de rhumatisme articulaire.

A son entrée à l'hôpital, on trouve, à l'examen de la poitrine, de la matité à la base des poumons, mais surtout à droite où elle s'étend du sommet à la base. Murmure respiratoire affaibli très manifestement.

Au cœur, deux bruits de souffle : un au premier temps et à la base,

1. Terrillon. *De l'expectoration albumineuse.* Thèse de doct. 1873. Obs. XIII, page 69.

mais presque complétement masqué par le second d'une très grande intensité, râpeux, facile à percevoir au second temps.

Pouls de Corrigan. Double souffle crural.

Depuis 15 jours environ le malade a une expectoration sanguinolente assez abondante; le sang expectoré est noir, non spumeux, non mélangé à des crachats de bronchite; en un mot ces crachats sont véritablement hémoptoïques, indiquant des noyaux d'apoplexie pulmonaire.

Œdème des extrémités inférieures très prononcé.

Le 19. — L'oppression est excessive.

L'épanchement du côté droit a augmenté; il est accusé par une matité complète dans les deux tiers inférieurs du côté, par une absence de la respiration dans le tiers inférieur et par une diminution du même murmure dans le tiers moyen.

Absence presque complète des vibrations thoraciques.

Légère submatité à gauche.

Le professeur Lasègue, pensant qu'une grande partie de la dyspnée est provoquée par cet épanchement, fait pratiquer la thoracentèse.

Issue de deux litres de liquide citrin. Examiné le lendemain, il contient à peine quelques rares caillots de fibrine.

Légère expectoration albumineuse.

L'auscultation du côté droit fait constater les signes suivants: râles nombreux de bronchite dans les deux tiers supérieurs, sibilants et muqueux, tandis que dans le tiers inférieur on trouve des râles sous-crépitants fins, indiquant probablement un certain degré de congestion pulmonaire. Temp. 37°.

Le 28. — Le liquide semble revenir peu à peu dans la plèvre droite.

Cette dernière observation pourrait peut-être prendre place à la suite des exemples de pleurésies consécutives aux infarctus pulmonaires. Mais comme l'autopsie n'est pas venue nous montrer la plèvre enflammée autour des noyaux d'infarctus, qui n'occupaient peut-être pas la périphérie, et que, d'un autre côté, la marche de l'épanchement, sa grande quantité, sa reproduction au bout de quelque temps, ne répondent pas aux caractères des pleurésies des infarctus, nous pensons que cette observation a sa place plus marquée ici.

Comme on le voit, d'après la lecture des observations précédentes, ces épanchements des plèvres n'ont pas l'acuité des pleurésies franches. Elles persistent pendant un temps plus ou moins long et peuvent se résorber d'elles-mêmes ; c'est même là une terminaison qui n'est pas rare.

Mais ces pleurésies, lorsque l'affection cardiaque est avancée, apportent une très grande gêne à la circulation et amènent de fréquentes attaques d'asystolie. Elles sont donc toujours graves puisqu'elles concourent à augmenter l'oppression des cardiaques et par conséquent à hâter la marche fatale de ces maladies.

Il faut donc, autant qu'on le peut, faire disparaître cet élément nuisible qui vient s'ajouter à la maladie première.

Lorsque l'épanchement pleurétique est peu considérable et que la dyspnée n'est pas grande, il faut commencer par traiter ces pleurésies par les moyens médicaux ; mais si l'oppression augmente, si l'état général s'aggrave, on ne doit pas hésiter à faire la thoracentèse. C'est ce qui ressort de l'étude des observations ci-jointes.

Le soulagement apporté est parfois immédiat, et dans certains cas, comme dans l'observation XVII, le liquide évacué ne se reproduit pas. La thoracentèse a toujours produit de bons effets et jamais elle n'a aggravé la maladie ; elle n'a donné lieu à aucun accident. Il y a eu parfois une légère expectoration albumineuse qui, du reste, a toujours été sans danger.

La curabilité possible de ces pleurésies par une simple ponction, nous montre le grand intérêt qu'il y a à faire le diagnostic entre la pleurésie et l'hydrothorax. Dans la pleurésie, on peut en effet, espérer la guérison radicale, dans l'hydrothorax, au contraire, la thoracentèse n'est qu'un moyen palliatif, qui n'apporte qu'un bien-être de courte durée, puisque le liquide se reproduit forcément.

M. Bucquoy insiste tout particulièrement sur les bons effets qu'il a obtenus de la thoracentèse dans les complications pleurétiques des maladies du cœur. On hésite trop souvent, dit-il, à pratiquer la thoracentèse ; l'indication est formelle toutes les fois qu'il y a dyspnée intense et aggravation de l'état général. Les résultats obtenus, lorsqu'on suit ces indications, sont singulièrement encourageants.

CONCLUSIONS

I. — La pleurésie est une complication fréquente des maladies du cœur.

II. — Elle est souvent confondue avec l'hydrothorax.

III. — Les pleurésies, chez les cardiaques, sont : ou sous la dépendance de la diathèse rhumatismale, ou consécutives à des affections du poumon (pneumonie, bronchopneumonie, infarctus, gangrène, congestion). Ces dernières sont les plus nombreuses.

IV. — Le pronostic, peu grave pour les premières, est très variable pour les secondes, suivant la lésion pulmonaire qui leur donne naissance.

V. — La thoracentèse est indiquée toutes les fois qu'il y a suffocation. Elle donne presque toujours de bons résultats.

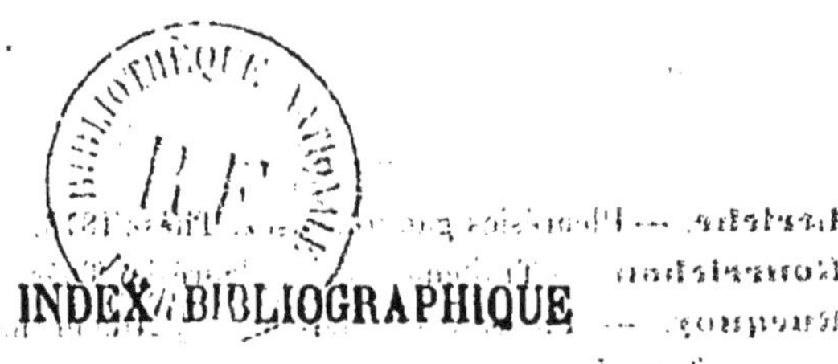

INDEX BIBLIOGRAPHIQUE

Bouillaud. — Maladies du cœur.

Gendrin. — Leçons sur les maladies du cœur.

Friedreich. — Maladies du cœur.

Constantin Paul. — Diagnostic des maladies du cœur.

Peter. — Traité des maladies du cœur.

   «   Cliniques médicales. Tome I.

Trousseau. — Cliniques de l'Hôtel-Dieu.

Jaccoud. — Traité de pathologie interne.

Laveran et Tessier. — Eléments de pathologie interne.

Germain Sée. — Traité des maladies du cœur.

Grisolle. — Pathologie interne.

Duguet. — De l'apoplexie pulmonaire. Thèse d'agrégation. 1872.

Vulpian. — Cours de la faculté. 1869.

Robert Moutard-Martin. — Pleurésies hémorrhagiques. Thèse. 1878.

Bucquoy. — La pleurésie dans les maladies du cœur. France médicale, 1882. Tome II.

Toulmouche. — Archives de médecine. 1873.

Lasègue. — Pleurésie rhumatismale.

Vermullen. — Des hémoptysies cardiaques. Thèse. 1875.

Barthélemy. — Complications pulmonaires dans les maladies du cœur. Thèse. 1869.

Bull. — Des embolies pulmonaires. Thèse. 1862.

Woillez. — Maladies aiguës des voies respiratoires.

Parrot. — Article cœur; pathologie générale. Dictionnaire de Dechambre.

Maurice Raynaud. — Article cœur. Dictionnaire de Jaccoud.

Guéneau de Mussy. — Apoplexie pulmonaire. Thèse. 1844.

Homolle. — Pleurésies et leur traitement. Revue des sciences médicales. Tome XV.

Serrand. — Rapports de la congestion pulmonaire et de la pleurésie avec épanchement. Thèse 1878.

Leriche. — Pleurésies gangréneuses. Thèse 1878.

Gourrichon. — Traitement de la pleurésie. Thèse. 1881.

Bucquoy. — Pleurésies gangréneuses. Union médicale 1875. Tome I.

Terrillon. — Expectoration albumineuse. Thèse. 1875.

Lefeuvre. — Etude physiologique et pathologique sur les infarctus viscéraux. Thèse. 1867.

Lemoine. — Thoracentèse dans le traitement de la pleurésie. Thèse. 1876.

Méhu. — Etude des liquides épanchés dans la plèvre. Archives de médecine, 1872 et 1874.

Damoiseau. — Recherches sur les épanchements pleurétiques. Archives de médecine, 1843.

Fernet et d'Heilly. — Article pleurésie. Dict. de Jaccoud.

Potain. — Congrès du Havre, 1877. Congestion pulmonaire et pleurésie avec épanchement.

Laënnec. — Pleurésies gangréneuses. Tome II.

Imp. A. DERENNE, Mayenne. — Paris, boulevard Saint-Michel, 52.
C. LEBAS, Successeur.

289

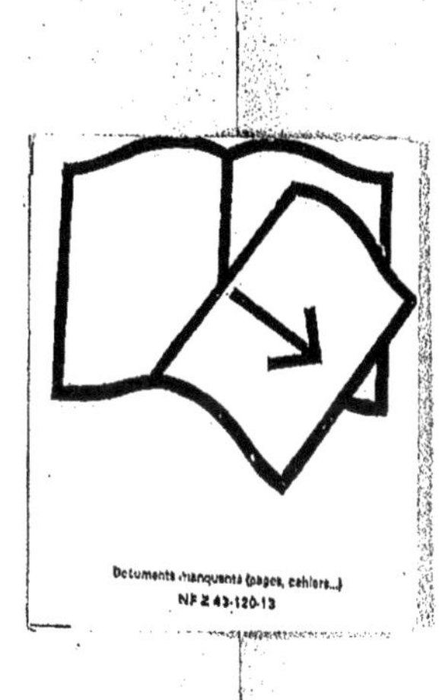

Documents manquants (pages, cahiers...)
NF Z 43-120-13

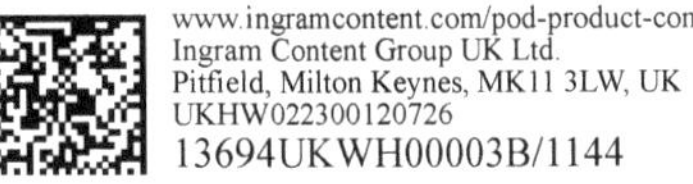